休む

ストレスと対処法

行動科学ブックレット 9

日本行動科学学会 編
投石保広 著

二瓶社

目　次

表紙・扉　装幀　森本良成

第1章　ストレスの始まり

例えば、夜、眠っているときに物音がしたような気がして目が覚めたとしよう。もし１人暮らしだったら、そのときどう考えるだろうか？「本当に音がしたのだろうか？ 外で何か……？ それとも夢だったのだろうか。いや、本当に音がしたのだろうか……」などと思い悩む。

この、思い悩んでいるほんのわずかの間（８秒以内）に、ストレス反応が始まる。すべては、このように悩み、緊張し、恐怖を感じたからこそ始まるのである。そして、全身のいたるところで、本書で紹介するようなさまざまなストレス反応が生じる。

こうした場合でも、もしも目が覚めてなければ、気がついていなければ、あるいは、家族と一緒にいて「受験勉強中の弟が冷蔵庫を開けたのだ」と思ったとすれば、ストレスにはならない。ストレスとは無縁である。

目が覚めたからこそ、そして、「すぐそこに危険が迫っている！」と思って緊張したからこそ、全身でストレス反応が引き起こされたのである[註1]。言い換えれば、「気がつかなければ、心が悩まなければ、ストレスは始まらない！」ということである。

ストレスの原則１

気がつかなければ、心が悩まなければ、 ストレスは始まらない！

第2章　ストレス反応

第1節　初期ストレス反応は、運動能力の強化

心が悩み緊張すると、具体的にどんなことが起こるのだろうか？

1）心臓の活動

まず、心臓が非常にはやく打ち、ドキドキする。それは、普段、1分間に60～70回（拍）打っている心臓が、少し緊張した状態では120回くらい、心臓が口から飛び出しそうというほどのときには1分間に200回くらいも打つようになる。

そしてもう一つ、「ドキ！　ドキ！」と言われるように、心臓の音が聞こえてくる。それは、心臓が力一杯働いて、ギュッ、ギュッと絞り出すようにして、多量の血液を送り出しているからである。1回の心臓の収縮で送り出す血液量が、普段の2倍にもなる。当然、血圧が上がる。

このように心臓は、普段の2～3倍の回数、そして、2倍の血液量というように、普段の2倍から最高6倍も頑張って働くのである。

2）呼吸

また、呼吸がはやくなったり、荒くなったりする。それは、大量に送り出される血液のために、多くの酸素を確保しようとして、たくさんの空気を取り入れるからである。いくらたくさん血液を送り届けても、酸素が少ししか入ってなければ意味がない。

さらに、呼吸が荒くなったと感じられるように、気管支を拡張して、一度の呼吸でたくさんの空気を取り入れるようにもしている。

3）消化器系の抑制

口が渇(かわ)いたり、胃が痛くなったりもする。それは、食物の消化や吸収といった緊急を要しない活動は、積極的に抑えられているからである。具体的には、交感神経系の命令によって消化器の運動と消化液の分泌が抑えられ、血管を収縮させて血液があまりいかないようにする。生きるか死ぬかの時に、メシを食っている場合ではないのである。それよりも、脳で即座に判断して、すばやく隠れるか、体中の筋肉を目一杯使って全力で逃げるか、あるいは勇気を奮って全力で戦うのかのいずれかを、即実行すべきである。ときには、その成否に命がかかる。

我々の脳と身体は、まさしくそうするのである。つまり、筋肉・脳・心臓（前述したように、心臓そのものも普段の何倍も働く）に向けて、集中的に強い圧力で、大量の血液を送り出す。脳は、元々大食らいである（普段から多量の血液を送ってもらい、多量の酸素と栄養を使っている[註2]）が、緊急時には、さらにその約３倍もの血液を送ってもらう。脳は、そうして運んでもらった酸素と栄養を使って、懸命に働くのである。緊張したとき、「アタマにカッと血が昇って……」と言われるが、本当に脳に血が昇っているのである。

4）ブドウ糖の確保

大量の血液を送り出すといっても、その中に、エネルギーの元となるブドウ糖が入っていなければ意味がない。そのために、交感神経の指令によって腎臓の上についている副腎の髄質（副腎の中側の部分）から、アドレナリン（ノルアドレナリンも少量）が血液中に放出される。それらは、グリコーゲンの貯蔵庫である肝臓の細胞や、全身の筋肉細胞（筋細胞）に対して、「蓄えてあるグリコーゲンを分解して、ブドウ糖を作って供出しなさい」という命令を伝えていく。それより少し遅れて約１分後、副腎の皮質（副腎の外側部分）からコルチゾールが放出される[註3]。コルチゾールも、この命令をサポートする（図２－１）。

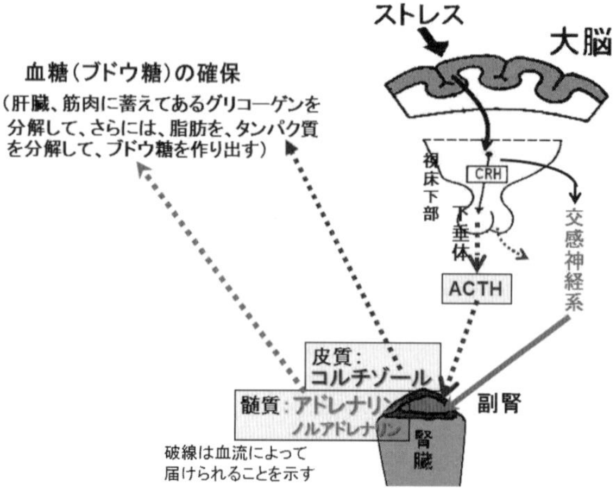

図２－１　視床下部ー脳下垂体ー副腎皮質（HPA）系と
アドレナリン、コルチゾール

そして、ストレスがさらに長く続くと、命令を受けた細胞内では、グリコーゲンだけではなく、蓄えてあった脂肪やタンパク質まで分解して（ここではむしろ、コルチゾールのほうが主役である）、ブドウ糖やアミノ酸を作り出すようになる。ちなみに、ダイエットのためにジョギングや運動をする場合、30分以上しないと効果がないのは、このためである。

５）脳全体の活動性アップ

脳自体も活動モードになっていなければいけない。まず、大脳の下のほうにある青斑核（せいはんかく）に緊急事態に立ち至ったことを知らせる。青斑核の神経細胞は、命令を送ってきた大脳自身を含む大脳の全域、さらには、小脳や脊髄などの多くの部位にケーブル（軸索）を伸ばしている（図２－２）。そして、そのケーブルのそれぞれの先端部分（図中の各矢印）からノルアドレナリンを放出して、脳全体の神経細胞の覚醒度をあげていく。つまり、大脳のほとんどの部位と、小脳や脊髄の覚醒度もあげて、高い活動状態に入るように指示する。このとき脳波は、リラックスを示すアルファ波から、脳の

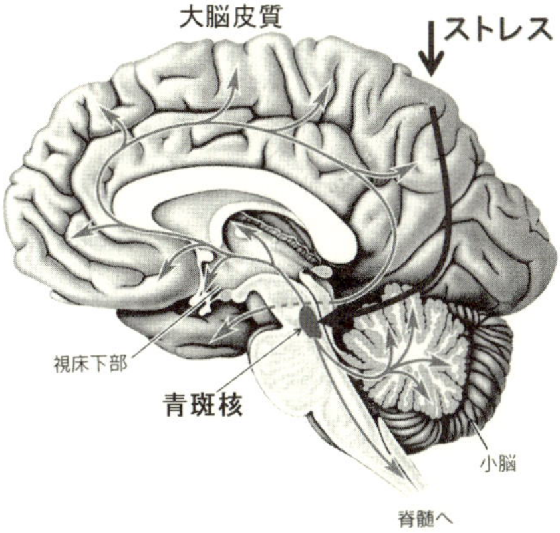

図２－２　青斑核からのアドレナリン神経の脳全領域への投射
（ベアー、コノーズ、パラヂーノ，2007 を改変）

高活動状態を示すベータ波に瞬時に変化する。

最初に述べた、「夜寝ているとき、外で物音がしたような気がして目が覚めて、しかも１人でいるので危ないかも？」と感じた瞬間、つまり「やばい！」と思った瞬間から、これまでに述べた種々のストレス反応が始まるのである。さらに、それらと並行して、ここで述べた青斑核から伝えられるノルアドレナリンによる指令にしたがって、大脳や小脳などの脳全体も覚醒度をあげて、フル回転の活動状態に入っていく。

こうして脳全体の覚醒度をあげることで、感覚・判断・行動の指令といった脳の働きを、鋭敏に、しかも迅速に実行できるようにする。具体的には、そのような場合、引き続き音にも注意をしながら、目をこらして音のしたほうを見つめ、必死に何かを見つけようとすることだろう。

その一方で、脳は、過去の記憶の中から、このような状況や感情のときに経験した事例を探し出し、似たものがあれば即座に取り出せるように用意する。もしもこのとき、何か赤いものが見えたとしたら、「何かが燃えているのでは……」と、鼻をきかせてニオイをかごうとするかもしれない。

それでもしも、「火事かな？」と思ったら、即座に全力で逃げ出すだろう。そのときには、ちょっと前までは眠っていたはずなのに、もはや眠気などみじんもなく、むしろ緊張感のまっただ中にいる。このとき、先に述べた副腎皮質からのコルチゾールが脳に行き、神経細胞がすばやく反応できるように手助けをする。

以上のようにして身体は、濃い血（酸素とブドウ糖を多く含んだ血液）を大量に、しかも強い圧力で筋肉・脳・心臓へと集中的に送り出し、感覚・判断・行動の指令などの脳機能と運動能力を（火事場のばか力という言葉があるように）限界まで高める。つまり、これまで述べてきた初期のストレス反応の正体は、すべて、感覚能力、判断能力、運動能力などを高めるためのものである。嫌われもののストレスだが、少なくとも緊急時には合理的で、すぐれたものである[註4]。

第2節　初期ストレス反応は、防御シールドも

1）出血の防止

緊張したり、悩んだりしているときに、自分の体の変化に気づくものが、まだないだろうか？ 例えば、顔が白くなったりしないだろうか？　顔が白くなるのはなぜだろう？ それは、顔や体の表面の動脈の血管が収縮して、血液をほとんど通さなくなってしまうからである[註5]。しかし、何のために？　前節で述べたように、血液を筋肉・脳・心臓に集中させることにも役立ってはいるが、主たる目的は、出血を防止するためである。つまり、こうしておくと、顔や手足や体の表面を多少切られたり、けがをしてもあまり出血せずにすむ。末梢の動脈の血管を収縮させる作用の主役は、先に述べたアドレナリンであり、アドレナリンが身体中の血管を巡って、身体表面の動脈血管に作用して収縮させる。しかも、その作用は非常に強力である[註6]。また、交感神経系も血管の平滑筋に命令を送ってそれを助ける。

2）血液凝固因子

また、自分では気がつかないが、原則的には血液中の、血液を固める作用をする凝固因子を増やして、たとえ出血しても、すぐに血液を凝固させてさらなる出血を防ぐようにもしている。

3）鎮痛作用

極度に緊張しているときには、多少けがをしても、たとえ骨折したとしても、気がつかない場合がある。それは、脳下垂体という器官から強力な鎮痛作用を持つエンドルフィン[註7]が血液中に放出されているからである。ただし、これには少々時間がかかるようである。例えば、ジョギングなどをして、ランナーズハイとよばれる高揚した気分になるには、30分以上の運動が必要といわれている。それは、エンドルフィンが放出されて脳にまで作用するのに必要な時間と考えられている。

第3節　初期ストレス反応は、戦闘体制

これまで、我々が不安を感じ、緊張し、怖いなと思うとき、脳の働きと全身の運動能力が強化され、防御シールドが張られると説明した。そのように、これらを駆使して戦闘体制に入るというのが、初期ストレス反応の正体であった（図２－３）。そのため、人間も変身すると言えるだろう。つまり、不安を感じ、緊張し、怖いなと思う感情／こころによって、脳を含む身体全体が戦闘モードに切り替えられるのである[註8]。

ストレス反応　＝　戦闘体制
（運動能力の強化 ＋ 防御シールド）
怪獣だけでなく、人間も変身する

図２－３　初期ストレス反応は、戦闘体制

ストレス反応である戦闘体制は、すべての動物にとって（敵から全力で逃げなければならない動物にとっても、反対に、体を張った狩りによって獲物を獲得しなければ生きていけない動物にとっても）、有用で絶対に欠かせないものであったであろう。つまり、動物の生活の中では、ストレス反応はどちらの動物にとっても、それなしでは生き抜いていくことができない、不可欠なものであったと推測される。

サカナもトリも、同様なストレス反応を持っていることが確かめられている（McEwen and Lasley, 2002）。したがって、魚類から両生類、哺乳類、霊長類、人類という長い進化の過程で、ストレス反応は有益であり、おそらく4億年以上もの間、その生命を支えてきたと考えられる。別の面からみると、脊椎動物となって、中枢神経系を有して以来、ストレス反応を身につけ利用してきたのであろう（生物の進化の過程で、いつ頃からこのようなストレス反応を持つようになったかについては、第6章第4節を参照）。

あらためて捕食される動物の側から考えてみると、もし、それらの弱い動物がストレス反応をもっていなければ、ことごとく捕食され、絶滅してしまっていたかもしれない。しかし、仮にそうなっていたら、いくら強い肉食獣であっても、やがて食物がなくなり、死に絶えていたことであろう[註9]。こう考えると、動物が生きてきた長い長い進化の歴史の中で、ストレス反応は、被捕食者、捕食者の相矛盾する両者が生き延びていくための究極の仕組みであったのではないだろうか[註10]。

人類の歴史においても、ほとんど動物同様な野生的な生活であった500万年ほど前から、石器時代を経て、現代文明を持つようになったごく近年まで、ストレス反応である戦闘体制は、合理的かつ有用であり、必要なものであり続けたのだろう。

以上のように、緊急事態と感じたときに発揮されるストレス反応は、命をかけた戦闘体制である。つまり、命にかかわるため、無理は承知で変身するのである[註11]！

第3章　ストレスが長く続くと

第1節　現代の文化・社会的生活とストレス

現代の文化・社会的生活では、毎日の仕事、会社勤め、何年もの受験勉強のように、持続的で長期にわたるもののほうが普通ではないだろうか。残念ながら、現在の競争社会では、一時的に頑張ればよいというのはまれで、長期間の持続的な頑張り、緊張が要求される。

1．過酷な選択（入学試験、就職試験、昇進試験など）、競争的な厳しい試練を何度も受ける。

2．社会や経済の進展、変化にともない、競争がグローバルレベルとなっている（かつては、学級や職場、地域で1番であれば十分であった）。そのため、常に新しい知識の習得、技能の向上が求められ、絶えず「もっと頑張らなければ！」と思い、日常的に焦りや緊張感を感じている。

3．かつての終身雇用のような安定した職業は少なく、自分の意志ではない失職や転職を経験させられる。実際に経験するのはもちろん、それを予見することも、人を悩ませ不安にさせる。例えば、同じ会社の人がリストラにあっているのを見て、「次は自分かも……」と心配し不安になり、上司や職場内でさらに気を遣い、長時間労働やサービス残業も受け入れざるをえなくもなる。

4．我々の幸福感は、周りの人と比較することで得られる（近藤，2005)。経済格差が拡大した現状では、自分と共通項を持っていながら自分よりも高い収入や生活を送っている人たちを、直接、間接に見せられることによって、多数の人が不満や惨めさを実感させられている。

第２章で述べたような、無理で必死な状態・緊張を幾度となく繰り返していると、身体も、脳も、心も疲弊し、へこたれてしまう。これが、一般にいわれている“ストレス”である[註12]。そこで、懸命な頑張り、焦り、不安、緊張が長く続く現代の生活では、ほとんどの人がストレスを抱えることになっている。本章では、ストレスが長く続くとどんなことが起こるのか、具体的にみていく。

第２節　心臓と脳の血管系への負荷

１）心臓疾患

心臓は、すでに述べたように、平静な状態に比べて何倍も頑張っている。そうした無理を長い間続けていると、心臓の血管（冠動脈）と心臓そのもの（心筋）にトラブルが生じてくる。つまり、心臓に強い痛みを感じ、動けなくなる狭心症や、心筋の一部が死んでしまう心筋梗塞がおそってくる。重篤な心臓発作で死に至ることさえある。とくに、精力的に働きまわり、非常に活動的で周りの人たちと敵対しても執拗な努力を続けるようなタイプの人は、そうでない人より、２倍も心臓疾患に陥りやすいといわれる（タイプＡ行動パターン）。

２）くも膜下出血

くも膜とは、上から、毛髪の生えている皮膚，頭蓋骨、硬膜（こうまく）、その下にある柔らかい膜のことである。くも膜のすぐ下には大脳がある。つまり、くも膜下出血というのは、大脳の表面にある動脈が破れて出血することである。血液が強い圧力で流れると、動脈の曲がっているところの外側の血管壁に、血流があたり続ける。そのために、そこが次第に薄くなり、やがて小さな風船のようにふくらんで動脈瘤（どうみゃくりゅう）ができてくる（図３－１）。それが、

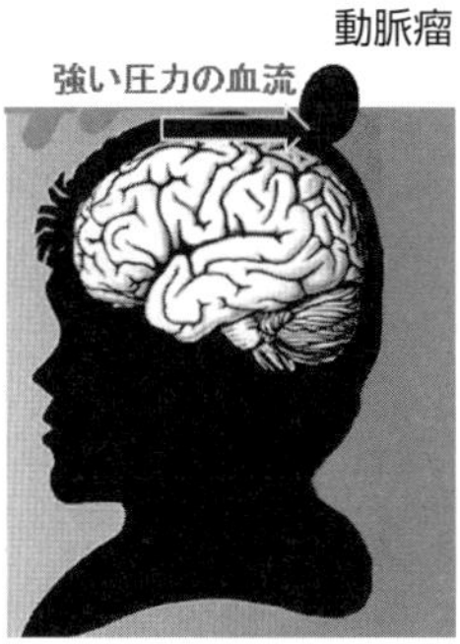

図３－１　動脈瘤

ある日突然破裂して出血するのが、くも膜下出血である。

脳は頭蓋骨に囲まれているため、頭蓋骨の中で出血すると、出た血液の逃げ場がなく、脳が下のほうに押しつけられる。そうすると、脳の下のほうが圧迫されて正常に働かなくなる。脳の下部には、生命維持を担っている中枢[註13]があるため、くも膜下出血は死に至る可能性の高い疾患である。したがって、脳神経外科のある病院にできるだけ早く（“分”を争う）搬送して治療してもらうことが、命や後遺症の程度を分けることになる。

１回目のくも膜下出血は、一時的に頭（少し後ろよりのことが多い）が非常に痛いと感じても、比較的すぐに終わってしまうが、その後、２回目の破裂（多くの場合、激痛をともなう）が４～24時間以内におそってくることがよくある。今度は、ほとんど致命的である。もし、突然の頭痛におそわれたときは軽視せずに、脳神経外科へ行くことをお勧めする。

第３節　日常機能への差し支え

見逃してはならないのは、消化、身体各部位の修復、成長など、不急の活動が犠牲にして抑えられていることである。そこからも問題が生じる。

１）円形脱毛症

第２章で述べたように、身体の表面の動脈が収縮して血液をほとんど通さないため、例えば、頭髪の毛根に栄養が届きにくく、脱毛が起こる場合がある。その場合、円形脱毛症になることが多い。小さな子どもでも、ストレスによって円形脱毛症になる場合もある[註14]。

2）胃潰瘍

ストレスによる体調不良でもっともよく知られているのが、消化性潰瘍（かいよう）、とくに胃潰瘍であろう。潰瘍というのは、粘膜が破壊されて出血することである。そのため、口の中（口腔粘膜）に潰瘍ができることもある。胃の内壁も粘膜でできており、口の内側によく似ている。ストレスが始まると血液がこなくなり、赤かった胃の粘膜が真っ白に変わってしまうのを、胃カメラで目の当たりにするケースもある。

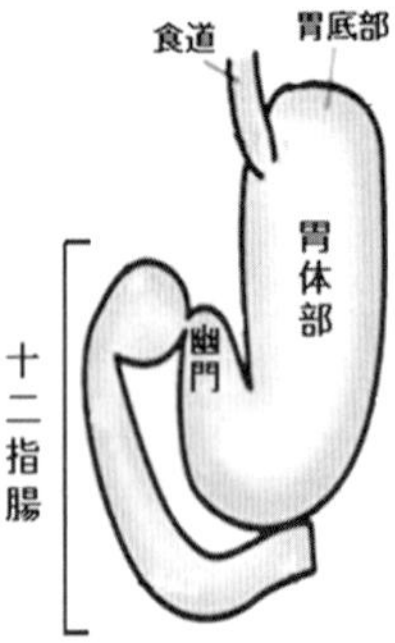

図３－２　胃

胃は胃酸を出して食物を消化し、固形物を分解する。胃酸は、かなり濃度の濃い塩酸でできている（指を胃の中へ突っ込んでおくと、やがて消化されて溶けていく）。胃も食物中のタンパク質と同じくタンパク質でできているため、その胃酸が直接胃壁に当たると、当然消化されていく。それが胃潰瘍である。そのため、胃は自分で出した胃酸が直接胃壁に当たらないように、粘液を出して自分自身を守っている。そこで、ストレスによって血液があまりこなくなると、粘液を十分に作れなくなり、胃壁を守れず胃潰瘍ができる。

胃潰瘍は、なぜか胃の上部の胃底部（図３－２）によくできる（サルやネズミも同様）。そのため、左側の肋骨の下の部分（心臓の下になるので心窩部（しんかぶ）という）に強い痛みを感じたら、胃潰瘍が疑われる。

近年では、ピロリ菌（ヘリコバクターピロリ：ピロリとは幽門のことで、ピロリ菌は主に幽門に住んでいる）の関与が明らかにされている。日本人の半数近く（水洗トイレが普及していなかった時代に生まれた人では７割くらい）が、ピロリ菌に感染しているといわれている。胃潰瘍や十二指腸潰瘍になって治療をした後、１週間くらいにわたって、かなりの量の抗生物質を飲み続けるピロリ菌の除菌治療を受けると、胃潰瘍の再発率を（胃がんの発症も）著しく下げることができる（十二指腸潰瘍ではまったく再発しなくなる）。

第４節　免疫力の低下

受験のために何日間も徹夜に近いほど勉強した後、肝心の受験の当日、風邪でダウン、などという経験をした人もいるだろう。つまり、ストレスによって免疫力が低下し、そのために、いろいろな病気にかかりやすくなったり再発しやすくなったりする。このように、種々の感染症（風邪やインフルエンザ、咽頭炎・扁桃腺炎・全身発疹・猩紅熱等の溶連菌感染症など）にかかりやすくなる。また、う歯周囲炎（いわゆる虫歯）がひどくなって痛くなったり、日和見ウイルスの発症などが起こる。さらに、癌が発症・再発しやすくなったりもする[註15]。

１）日和見ウイルスの発症

ヘルペスウイルスは、日本人成人の約７割が感染しているといわれている。普段は、殺してしまうことはできないが、免疫の力で三叉神経核（さんさしんけいかく）という部位に閉じ込めてある。それが、宿主の免疫力が落ちてくると、唇のところまで出てきて小さな水疱を作る。これがひどく痛い。

２）免疫細胞の活性低下

我々の免疫は各種のリンパ球の細胞（表３－１）によって行われているが、それらの細胞の活性がストレスによって低下する。例えば、卒業試験を目前にした大学生、配偶者をなくした人で、ＮＫ（ナチュラルキラー）細胞の活性が低下すること、また、生活上の種々のストレスによって、マクロファージ（貪食細胞）などの活生が低下することなどが報告されている。

ＮＫ細胞やマクロファージは身体中を巡って、癌（腫瘍）の元になるよ

表３－１

免疫系の細胞（白血球）
NK 細胞　ウイルス感染細胞、腫瘍細胞の殺傷
顆粒細胞　細菌の捕食
（インターフェロン：抗ウイルス作用、抗腫瘍作用）
マクロファージ　異物の貪食および抗原の提示
B リンパ球　抗体の産生
T リンパ球
ヘルパー T 細胞　免疫反応の増強
キラー T 細胞　変異細胞・非自己細胞の殺傷
抑制性 T 細胞　免疫反応の抑制

うな変異した細胞やウイルスを見つけると、仲間を呼び集めて殺傷してくれる。各免疫系の細胞（リンパ球）は、図３－３のように、それぞれ異なった戦略で、癌細胞などを攻略してくれる。①マクロファージは、癌細胞を取り込んで、消化分解する。②ＮＫ細胞は、癌細胞の表面に取りついている抗体（④のＢリンパ球によって産生される図中の小さな逆Ｙ字型の物質）を検知し、それによって活性化し、その癌細胞を殺傷する。③キラーＴ細胞は、ヘルパーＴ細胞によって活性化され、癌細胞特有のタンパク質を検知してその細胞を殺傷する。④Ｂリンパ球は、ヘルパーＴ細胞からの命令を受けて、進入してきた危険なウイルスのタンパク質（主に表面についている）にマッチする抗体を作り、それらの抗体がそのタンパク質に取りつくことでウイルスを無害化する。⑤さらに、これらの細胞を含む免疫細胞はサイトカイン（インターロイキン）と呼ばれる物質を作り出し、それを癌細胞や進入してきた細菌の中に投入して攻撃する。このような多彩な戦略を用意しているのは、どんなタイプの細菌、ウイルス、癌細胞も見逃すことなく、退治するためと考えられる。

これまでみてきたように、我々哺乳類の身体は、結構癌に強い。体内では、毎日およそ 500 個の変異した細胞が生じているといわれている。そこ

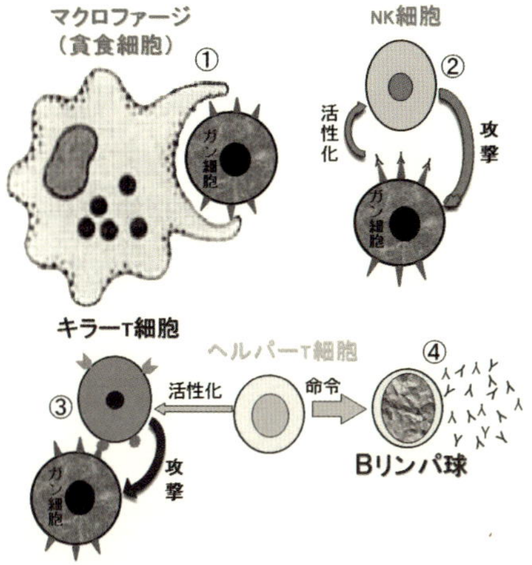

図３−３　免疫系細胞による癌細胞への攻撃

で、もしマクロファージやＮＫ細胞が元気でなくなれば、それらが増殖してやがて大きな癌となり、死に至ることさえあるだろう。日本語の「病は気から」という言葉は、真実を物語っていて、ストレス→免疫力の低下→病気にかかりやすくなる→重篤になるとの図式が成立する。

第５節　老化を早める

長い間ストレスにさらされてきた人は、どこかやつれたように見受けられたり、年齢以上に老けて見えたりすることがある。また、年をとって発症してくる病気（癌や心臓病など）にかかりやすいともいわれている。

長期のストレスによって、細胞内のテロメアがはやく短くなっていくことがわかっている。テロメアは、すべての細胞内の染色体（DNA）の両端にあり、細胞分裂のたびにだんだん短くなっていく。そして、テロメアがなくなってしまうと、その細胞はもはや分裂できなくなる。つまり、テロメアの長さは細胞の老化を示しているのである。

子どもが重い慢性疾患を抱え、その介護をしてきた母親を調べたところ、その細胞（白血球の単球）のテロメアの長さが、約２年までの介護では短くなっていなかったが、長年子どもの介護を続けている母親では短くなっていた（図３－４）。グラフでは、母親の年齢の差を考慮に入れていないが、年齢を調整した後でも、ほぼ同様の結果であった（ r ＝－0.40, p<0.01)。このデータは、子どもの介護そのものが問題ではなく、長年介護することが問題であることを示している。

これらの母親の中から、自覚的ストレス尺度（PSS）によって、ストレスのもっとも高いグループと、もっとも低いグループとを選び出して比べてみると、高ストレスグループのほうが、テロメアの長さが短くなっていた（図３－５）。

以上の両方の結果をあわせて考えると、「大切なことがうまくできない」「何事も思うようになっていない」「イライラを抑えることができない」「自分の問題に対して何もできない」などのストレスを強く長い期間感じていた人ほど、老化が早まっている（テロメアの短縮が早い）といえる。

また、社会経済的階層（SES）の低い人は高い人に比べて、心臓病、リウマチ、精神疾患になりやすく、さらに、低階層集団では乳幼児の死亡率が高く、生まれてくる子どもの体重が軽いともいわれている（Sapolsky, 2005)。社会階層で比較しても、低い階層グループのほうがテロメアの長さが短い、つまり体細胞の老化が早いことが示されている（図３－６）。そして、このような差も、経済的な差そのものよりも、「惨めに感じる」「辛い思いをする」という心理的な（自覚的な）ストレスのほうが大きな要因と考えられている（近藤 , 2005)。

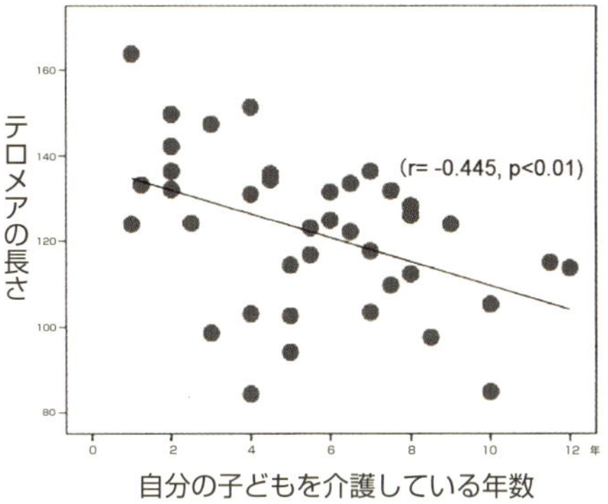

図3－4　自分の子どもを介護している年数とテロメアの長さの相関関係
(Epel, Blackbun, Lin, Dhabhar, Adler, Morrow & Cawthon, 2004を改変)

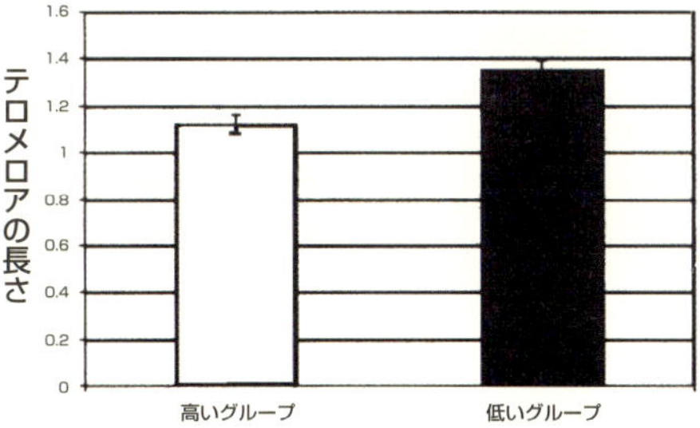

図3－5　自覚的ストレス尺度（PSS）によってストレスのもっとも高いグループ14名ともっとも低いグループ14名のテロメアを比較
(Epel, Blackbun, Lin, Dhabhar, Adler, Morrow & Cawthon, 2004を改変)

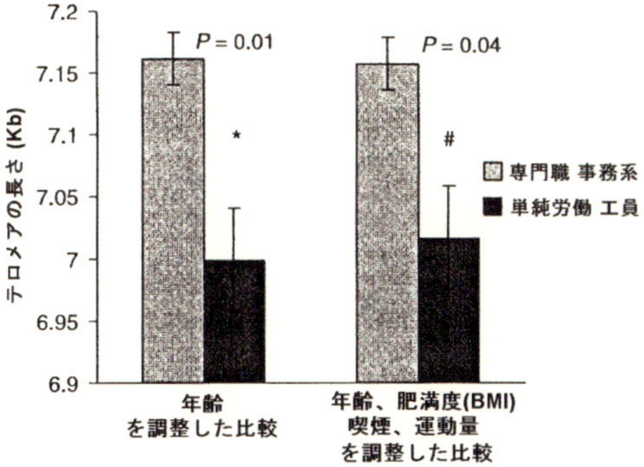

図3－6　社会経済階層の違いでテロメアの長さの比較した結果
(Cherkas, Aviv, Valdes, Hunkin, Gardner, Surdulescu, Kimura & Spector, 2006を改変)

第６節　心と脳への悪影響

１）心への悪影響

心が何度も繰り返し恐怖を感じ悩むと、脳の中の、恐怖や悩みの感情を生み出す神経回路が次第に強化されていく。そうしてやがて、小さな刺激にも恐怖を感じるようになり、さらには、いつでも恐怖がつきまとい、悩みの感じが持続するようになってしまう。また、そのように興奮した状態は、正常な睡眠を妨げ、ずっとつきまとうような焦燥感やいらだちをもたらし、人によっては無気力につながっていく。

２）脳（海馬）への悪影響

脳の中でも、とくにストレスに弱いところがある。しかもその部位は、記憶に中心的な働きをしている。海馬である。

海馬は、タツノオトシゴに似た形状から、名前がつけられている。海馬は、記憶を作っていくという非常に重要な働きをしている。短い一時的な記憶から、少なくとも数時間以上残る記憶（長期記憶）を形成していく働きである。例えば、左右の海馬ともに損傷を受けると、新しく記憶を作っていくことがまったくできなくなる。そのような人では、一度読んだ本を初めて読む本であるかのように、何度も最初から繰り返して読んでしまう（H.M. として知られる症例）。

長期の強いストレスの影響：PTSD（心的外傷後ストレス障害）の患者

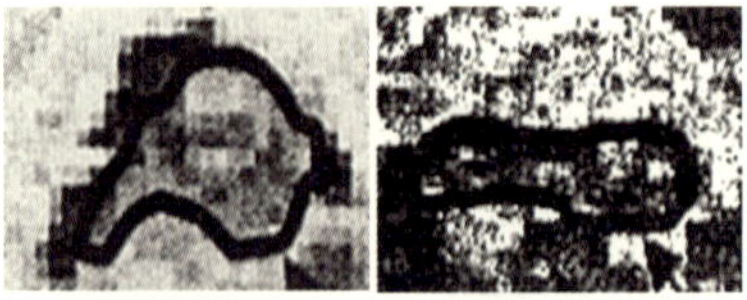

図３－７　PTSD 患者の脳（海馬）
（Bremner, J.D., 2002 を改変）

(死ぬか生きるかの深刻な恐怖体験の後、それを思い出して恐怖のために眠れなくなったり、抑うつ状態になったりする。また、そういう目に再びあうかもしれないと不安になって外出できなくなったりする) では、海馬が小さくなっていると報告されている。図3-7のように、脳を真正面から切った場合、海馬の厚さ (太い黒線で囲まれた部分) が、健常者よりも、PTSD の患者で薄くなっている。

また、幼児虐待を受けて PTSD となった人は、健常者や幼児虐待を受けたけれども PTSD にならなかった人に比べて、成人したときの海馬が小さくなっていた (図3-8)。この場合も、幼児虐待を受けただけで海馬が小さくなるというよりも、PTSD となって、そのことを何度も何度も思い出して苦しみ悩むことが問題なのであろう。このことは、本章の主題である、長期にわたって強く悩み苦しむことが、重篤な取り返しのつかない影響を脳に残すことを裏付けている。また最近、うつ病の患者でも、海馬が小さくなっているとの研究が報告されている。

図3-9のように、通常のストレスの場合は、副腎皮質から放出された

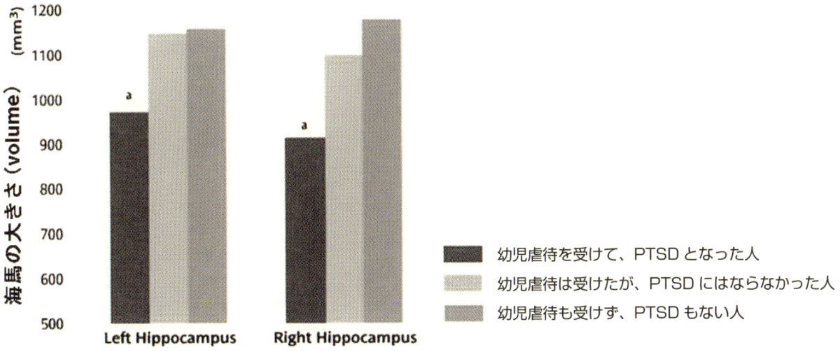

図3-8 海馬の大きさ
(Bremner, J.D. Vythilingam, M. Vermetten, M. Southwick, M.S. McGlashan, T. Nazeer, M. Khan, S. Vaccarino, L. Soufer, R. Garg P.K. Ng, , C.H. Staib, L. Duncan, J.S. Charney, D.S., 2002 を改変)

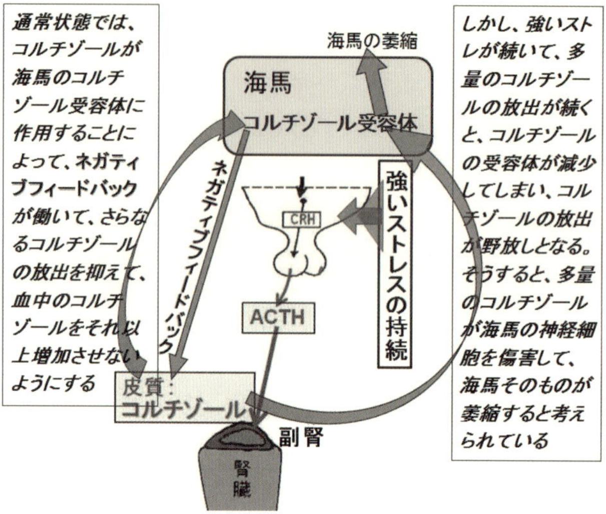
通常状態では、コルチゾールが海馬のコルチゾール受容体に作用することによって、ネガティブフィードバックが働いて、さらなるコルチゾールの放出を抑えて、血中のコルチゾールをそれ以上増加させないようにする
海馬の萎縮
海馬
コルチゾール受容体
ネガティブフィードバック
CRH
ACTH
強いストレスの持続
皮質：
コルチゾール
副腎
腎臓
しかし、強いストレが続いて、多量のコルチゾールの放出が続くと、コルチゾールの受容体が減少してしまい、コルチゾールの放出が野放しとなる。そうすると、多量のコルチゾールが海馬の神経細胞を傷害して、海馬そのものが萎縮すると考えられている

図３－９　コルチゾール受容体によるコルチゾール放出へのネガティブフィードバック（左側）と、持続的なストレスによるその破綻（右側）

コルチゾールが、海馬内のコルチゾール受容体に作用して、それ以上のコルチゾールの放出を抑えるようになっている（ネガティブフィードバック）。ところが、強いストレスが長く続くと、海馬のコルチゾール受容体そのものが減ってしまい、コルチゾールの放出が野放しとなり、多量のコルチゾールのために海馬の神経細胞が傷害されるようになる（強いストレスの持続）。

海馬の神経細胞の新生：脳の神経細胞は、生まれてからは死ぬことはあっても、新しく作られることはないと、長い間信じられてきた。例えば、30才を超えると神経細胞が減少し始めて、80才を超えると多数の神経細胞が死んでいく、また、脳梗塞や事故などで死んでしまった神経細胞が、細胞分裂によって新たに再生されることはない。しかし、近年になって、海馬の神経細胞（正確には、海馬歯状回の顆粒細胞）だけは新しく作

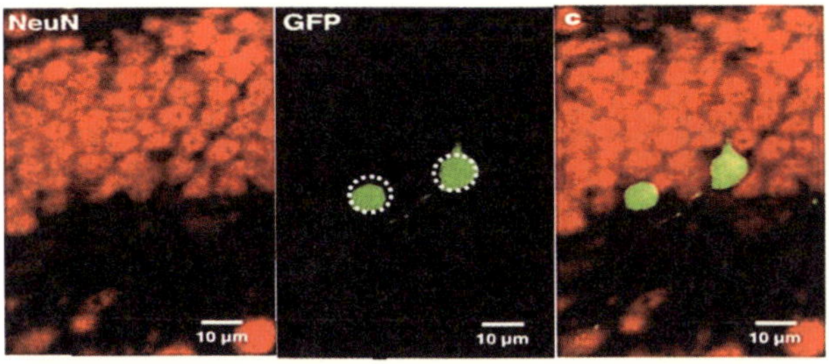

神経細胞にだけ取り込まれる抗体（NeuN）で染めた図。赤い丸が神経細胞である。

細胞の分裂期にのみ取り入れられる色素（GFP）で染めた図。緑色の丸が分裂した細胞である。

両方の図を合成した図。これら２細胞は、新しく作られた（分裂した）神経細胞である。

GFP：緑色蛍光タンパク質。日本の下村博士がこの発見でノーベル賞を受賞されました。それは、GFP のおかげでこういう研究が可能になったからです。そういう意味で、画期的な発見でした。

図３−10　海馬の神経細胞の新生（ラット。サルやヒトでも生じる）
（Van Praag, Schinder, Christie, Toni, Palmer, & Gage., 2002）

られることが、GFP を用いた巧妙な実験によって証明された（図３‐10）。それも、乳幼児期や若いときだけでなく、作られる細胞の数は減少していくものの、高齢になっても、一生にわたって作られることがわかってきた。それは、ヒトでも証明されている。そして、その新しく作られる神経細胞が、ものを憶えて記憶として残していく海馬の役割に、中心的な役割を果たしているようである（第６章第３節、参照）。

海馬の神経細胞の新生が、ストレスで減少する：天敵であるキツネのにおいを嗅がされた後の（つまり実害はないが、ストレスにさらされた）ネズミ（ラット）では、海馬の神経細胞の新生が減少していることが確認されている。図３‐11 にあるように、何でもないニオイ（sham odor）をかがせたネズミでは、６個の新しい神経細胞ができていた（白い矢印で示した細胞）。しかし、キツネのニオイ（fox odor）をかがせたネズミでは、新しい神経細胞は３個しかできていなかった。

また、他のマーモセットが住んでいるケージ内に、透明な箱に入れられて１時間留め置かれたマーモセット（イントルーダー）では、何もしていないマーモセット（Control）に比べて、新しく作られた神経細胞の数

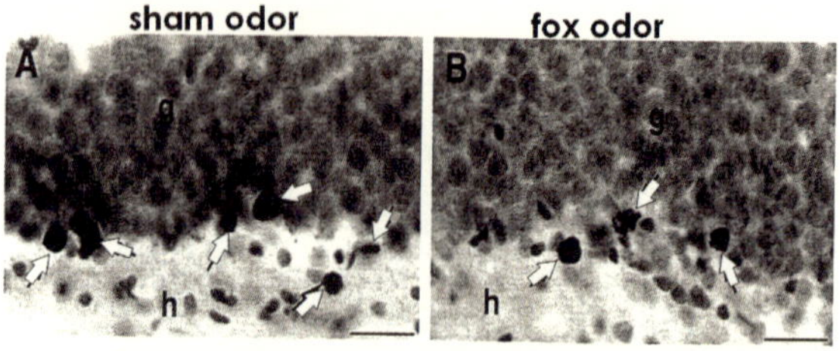

図３－11　キツネのニオイによるラットの海馬の新生神経細胞の減少
（Tanapat, Hastings, Rydel, Galea, & Gould., 2001 を改変）

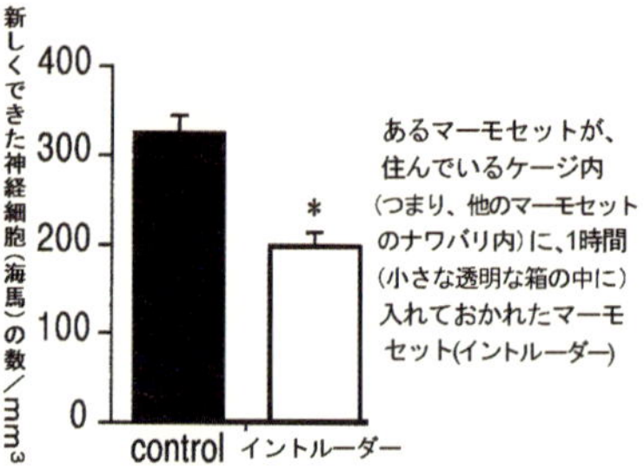

図３－12　新しくできた神経細胞（海馬）の数
（Gould, Tanapat, McEwen, & Fuchs., 1998 を改変）

が 2/3 以下に減っていた（図３－12）。イントルーダー（のマーモセット）が置かれていた間、本来の住人であるマーモセットがそばまで来て威嚇的な声を上げたり、追い出そうと向かってきたりしたのである。そのためにイントルーダーは、実害はなかったものの、恐怖や不安を感じ、そうしたストレスが、神経細胞の新生を妨げたと考えられる[註16]。

第7節　本章のまとめ

本章でみてきたように、ストレスは、現代の我々の生活のように長く続くと、極めてよくないものとなる。つまり、脳や心はもちろん、全身にわたって大変悪いことが起こる（表３－２）。しかし、ストレス反応は、第２章で述べたように野生の生活や緊急時にはよいものであった。したがって、「長く続くと問題。心が長く悩んだり、緊張感が長く続くと、いわゆるストレスとなる」と、言わなければならない。

表３－２　長期のストレス

心臓への負担　→　心筋梗塞など 血管への負担　→　くも膜下（脳）出血など	
日常機能への差し支え　→　脱毛、消化性潰瘍（胃潰瘍）、 食欲不振体重減少など	
免疫力の低下　→　感染症、日和見ウイルス、う歯周囲炎、癌など	
自律神経系の異常　→　不眠、いらだちなど 長期の恐怖や緊張　→　日常的な焦燥感、無気力 （心・脳にも重大な悪影響が残る）	

ストレスの原則２

長く続くと問題。心が長く悩んだり、緊張感が長く続くと、いわゆるストレスとなる。

第4章　ストレス刺激（ストレッサー）

ここであらためて、どのような刺激（ストレッサー）がストレスを引き起こすのか、考えてみよう。

第1節　物理的侵害刺激

病気、けが、熱い／冷たい、身体の拘束、悪臭、騒音、電気ショック（実験用）などによって、ストレス反応が引き起こされる。これらのすべてが、痛い、辛い、苦しいなど、心を緊張させ、悩ませ、不安を感じさせるものである[註17]。そして、これらすべてがストレスの原因となる[註18]。

例えば図4－1のように、ネズミの体を自由に動けないようにして（金網で拘束しているが、ぎゅっと締め付けているわけではない）、水の中につけておくと（水温も特別冷たいわけではない）、2時間もすると、胃の中で出血が始まり胃潰瘍ができてくる。ネズミの胃の大きさはヒトの小指の先くらいで、胃潰瘍は、ネズミの場合もヒトと同様に胃体上部（胃底部）にできる。

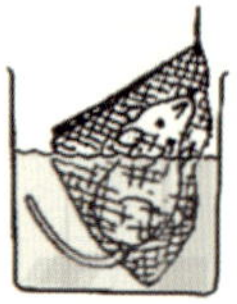

図4－1
拘束水浸（こうそくすいしん）ストレス

第2節　心理的刺激

まったく同じだけの物理的侵害刺激を受けても、その受け方あるいはかかわり方の違いによって、大きなストレスとなったり、それほどでもなか

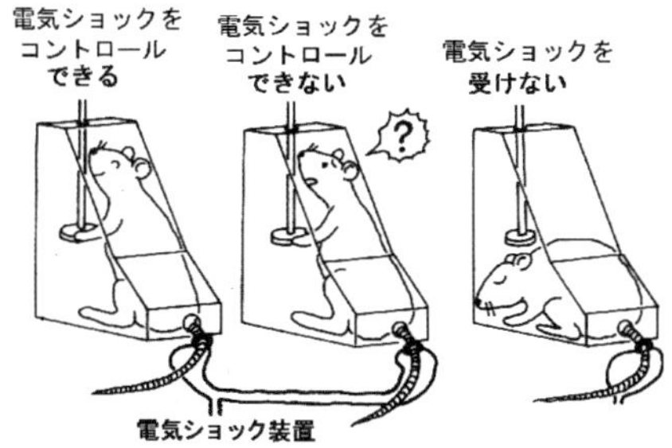

図４－２　コントロール可能性の実験装置（田中，1987）

ったりする。つまり、それらの刺激によって、不安や恐怖を強く感じた場合にのみ、大きなストレスとなるのである。

例えば、図４－２のような実験で、しっぽに電気ショックを１分間に１回程度の割合で与えるようにしておく。左端のネズミは、電気ショックがきたときに、前の円盤を押すことで、その電気ショックをすぐに止めることができる。一方、真ん中のネズミは、左端のネズミとまったく同じ強さ、同じ時間、同じ回数の電気ショックを受けるが、自分では電気ショックをどうすることもできない。ただ、電気ショックを受けるだけである。このような装置に入れて１時間も経過すると、左端のネズミは円盤を押すことを学習し、ほぼ100％、電気ショックをすぐに止められるようになる。

その後、20時間ほど経過したところで終了して調べると、電気ショックをコントロールできたネズミには、胃潰瘍が１個しかできていなかったが、コントロールできなかったネズミでは2.5個もできていた（右端のネズミは、装置に入れるだけで、電気ショックをまったく与えなかった。したがって、胃潰瘍がほとんどできなかったのは、当然のことである）。

電気ショックをコントロールできなかったネズミが、装置に入れられている間中ずっと、「電気ショックがいつ来るのか、いつ来るのか」と恐怖や不安を感じていたのに対し、電気ショックをコントロールできるネズミ

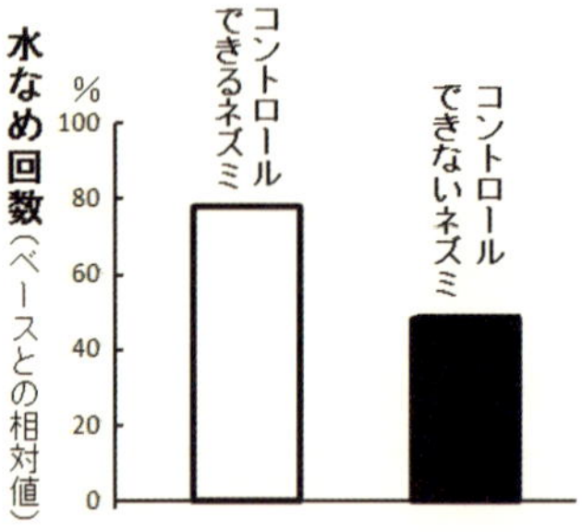

図４−３　コントロール可能性による水なめ回数の差
電気ショックをコントロールできるネズミは、給水訓練中（ベース）に比べて、78%の割合で水をなめているが、コントロールできないネズミでは48%だった（この実験では、１日５分間のセッションの間に、約３回電気ショックがくる。実験中、水を飲むことは可能にしてあった。電気ショックの導入前に、ネズミを１日１時間の給水スケジュールにおいて、非常にのどが渇いた状態で、実験箱に入れて給水訓練を行った。その給水訓練中、ネズミは５分間で1400回ほど水をなめるようになった（ベース）。このグラフは、電気ショックを導入した後の水なめ回数を、給水訓練中の水なめ回数を100%とした相対値で示している）。(投石，1971)

は、同じ電気ショックを受けても、「止められる」という自信から、それほど強い恐怖や不安は感じなかっただろう（図４−３）。両方のネズミに物理的な差はまったくなかったことから、この心理的な差がストレス（この場合、胃潰瘍の数）に大きな差をもたらしたといえる。さらに、コントロール可能か否かは、体重低下、ＮＫ細胞の活性低下、脳内のノルアドレナリンの放出増加などにも大きな差をもたらす。したがって、同じように有害刺激を受けても、それによって不安や恐怖を繰り返し感じた場合には、ストレスとなるが、そうでなければいいわけである。

先に、他のマーモセットが住んでいるケージ内に一時的に留め置かれたマーモセット（イントルーダー）では、海馬の神経細胞の新生が少なかったという実験を紹介した。サルでも、心理的なストレスによって、ひどい胃潰瘍ができることが確かめられている（原田，1990)。

ある群のサルを１匹選び、これを檻に入れ、他のサルの群の中に置いてみた。そうすると、多くのサルが集まってきて、檻をゆすったり、網の目から指を入れて引っ掻こうとしたり、その群のボスザルがぐるぐる檻の周囲を回って威嚇したりする。このサルは、３日目にして、胃体上部から出血がはじまり、ひどい胃潰瘍となっていった。

このサルの場合にも、直接追いかけられたり、攻撃を加えられたりということはなかったことから、物理的な被害ではなく、心理的なストレスがその原因であったと考えられる。

第３節　社会的出来事

さまざまな社会的出来事が、ストレスの原因となることが知られている。大きく分けて、人生上の重要な出来事（ライフエベント：配偶者の死、離婚、失職など）と、日常の小さないらだち（友達とちょっとけんかをした、何かを紛失した、少し遅刻をしたなど）がそれである。

例えば、ある人が配偶者を亡くした後、元気がなくなってあまり外にも出られなくなり、半年後、あとを追うように癌で亡くなるというような話は、その典型といえるだろう（ストレスによる免疫力の低下)。

また、子供を亡くすことも、非常に大きなストレスとなるだろう。物理的・経済的不利益はないにもかかわらず、ひどく辛く、悲しく、どんな慰めも意味をもたない。これは、ストレスにおいて心理的な要因がいかに重大であるかを物語っている。

以上のどのような刺激を受けても、全身におよぶストレス反応が起こる。また、こうした刺激を複数で受けると、さらにストレスが重なるということとなる。

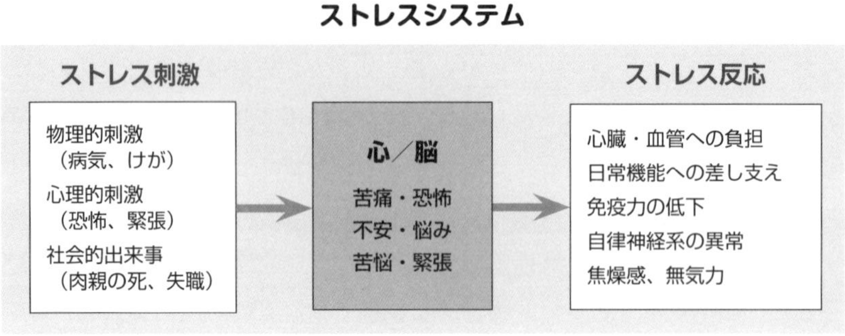

図4－4　ストレスシステム
このような刺激はすべて、その種類によらず、辛い、苦しいと感じさせる、こころが悩み、苦しみ、緊張する刺激である。ストレスとは、これら全体なので、ストレスシステムというのが妥当であろう。

第4節　本章のまとめ

ストレスを生じさせる刺激は、どのような刺激（物理的侵害刺激、心理的刺激、社会的出来事）であっても必ず、心が悩み、苦しみ、緊張し、いやだなと感じる刺激である。そして、長くそう感じる分だけ、非常に好ましくない反応が全身と心に生じる（図4－4）。ストレスを生じさせるのは、刺激の物理的な侵害性／有害性よりも、心が悩み、苦しみ、緊張し、いやだなと感じることが問題なのである。

ストレスの原則3

どのような刺激であっても、心が、長く強く、悩み、緊張する分だけ、非常に好ましくない反応が、全身と心に生じる。

第５章　ストレスの対処法

ここまで、ストレスの原則として、

1．気がつかなければ、心が悩まなければ、ストレスは始まらない。
2．長く続くと問題。心が長く悩んだり、緊張感が長く続くと、いわゆるストレスとなる 。
3．どのような刺激であっても、心が、長く強く、悩み、緊張する分だけ、非常に好ましくない反応が、全身と心に生じる。

と述べてきたが、これらをまとめれば、「心を悩ませ、緊張させる刺激が、ストレス刺激である。それが長く続くと、大きな問題となる。つまり、心が長く悩んだり、緊張感が長く続くと、非常に好ましくない反応が全身と心に生じる。それが、ストレスである」となる。この点に注意しながら、いくつかのケースに分けて、ストレスへの対処法を考えていく。

ストレスの原則のまとめ

心を悩ませ、緊張させる刺激が、ストレス刺激である。
それが長く続くと、大きな問題となる。
つまり、心が長く悩んだり、緊張感が長く続くと、非常に好ましくない反応が全身と心に生じる。
それが、ストレスである。

第1節　何か、自分で重大であると思っている課題

何か、自分で重大であると思っている課題（例えば、重要な試験や試合、大勢の人の前での挨拶や発表、リスクの高い仕事など）を始める直前、あるいは、それをしている最中には、第２章で紹介したようないろいろな身体反応が起こる。

「心臓がドキドキして、頭に血が昇って、大変だ！　どうしよう……」などと思うときは、「自分のからだも、脳もその気になって頑張っているのだから、自分も頑張ろう！」と思うようにしてみる。そうすると、少し余裕が出てくるだろう。さらに、うまくいけば、あるいは納得いくものであれば、爽快感、充実感が残る。生きているという事実のためにも、自分にとって大切な課題には、勇気を奮ってチャレンジしてみることである。

しかし、もしこれらを休みなしに長時間、何日間も続ければ、待っているのは「*karoshi*（過労死）」である（“*karoshi*”は世界中で通用する。過労死はヨーロッパやアメリカにはまったくなく、ほとんど日本だけの現象である。近年では、シンガポールでも社会問題化しており、今後、アジアでは増えてくるかもしれない）。

例えば、ヨーロッパでは、バカンスなどで知られるように、よく休む。それでも、日本人よりも、ヨーロッパ人のほうが知的能力が劣っているなどということはまったくない。つまり、我々が思っている以上に、休むことはいいことなのである。とくに、技能の向上や知識の習得、知的能力（脳力）の向上のためには、休むことが絶対に必要である。（第６章第３節、参照）。第３章で、「現代の我々の人生／生活では、絶えず新しい知識の習得、技能の向上が求められる」と述べたが、そのためにも、休むこと、とくに、睡眠を十分に取ることが必須である[註19]。

1）休むことの積極的な働き

まず、心身の状態が良くなければ、能率は上がらない。次に、「脳は休

んでいる間にものを憶える」という事実、これが重要なポイントである。ある昔の心理学者（W. James）が、直感的に「水泳は冬に憶え、スケートは夏に憶える」と述べたが、これはたとえとしては非常に正しい（むろん、水泳をするのは夏で、スケートをするのは冬である）。ただ、現在の心理学者であれば、「記憶は睡眠中に作られる」と言うのが正しい[註20]。例えば、勉強をした後、他のことをしないですぐに寝てしまったほうが、次の日に２割くらい多くのことを憶えていられる。したがって、「寝る子は育つ」に加えて、「寝る子は賢くなる」と言えるだろう。

２）記憶の生理学

最新の分子生物学では、記憶は、遺伝子が発現して、記憶の固定に必要な多くのタンパク質が作られ、それによって脳の神経の構造を変えて形成されると考えられている。脳の中の主役は、神経細胞であるが、その神経細胞と神経細胞の間の情報の受け渡し場所（シナプス）が､その形（構造）を変えて記憶が形成されていくのである。そのためには、神経細胞内で複数のタンパク質が順序よく作られることが必要である。そのようなことは、短時間でできることではなく、数時間から数日ほどを要する。そのなかでもとくに大切なのが、ここで述べたように、睡眠中の脳の働きである（第６章第３節、参照）。

ものを憶えるのは、勉強中や考えているそのときではなく（そのときから始まるのではあるが）、上述のような脳の働きによって、その後の休憩中に憶えるのである。つまり、記憶は，頭が休んでいる間、とくに、眠っている間に、脳の中で形成される。そのため、脳が進歩するには、休むことが必須となる。休むことは、心身両方にとってとてもいいことである。

第2節　失敗したと感じ、思い出して悩む場合

ストレスを感じることが一番多いのは、失敗した、うまくいかなかったと感じて、何度も思い出してくよくよ悩むことではないだろうか。これには、いくつかの心理学的対処法がある。

1）完全主義もほどほどに

何事にもより良くと、完璧を目指すのは、進歩につながるいいことであるが、その分いつも不満が残り、ぐずぐずと悩むことになる。客観的には結構うまくできた場合でも、必要以上に自分を責めてしまいがちである。こうした人はうつ病になりやすい。完全主義もほどほどがよい。

2）楽観主義でいこう

失敗したと感じたとき、どうしてだろうかと、いつもその原因を考えるだろう（原因帰属）。そのとき、「自分がダメだった」と考えるだろうか。それとも、「運が悪かった」と考えるだろうか。「自分がダメだった」「能力がなかった」と考えてしまうと、責任感があって誠実なようにもみえるが、気分が落ち込んで何をする気にもなれず、その分ストレスが続くことになる。それに対し、「運がなかった」「たまたまうまくいかなかった」「今回は世の中の状況、あるいは、相手が悪すぎたのだ」などと楽観的に考えられると、気分も落ち込まず、また努力をしようという気にもなれる。「運が悪い」というと、無責任なようにもみえるが、本当のところ、正確な原因など分かりようがない。例えば、大学入試に失敗したとしても、普通、自分が何点取れたのか、何点取れれば合格したのかはわからない。また、彼女に振られたとしても、電話して「どうして僕のこと嫌いになったの？」などと聞けるのであれば、まだ続いているはずである。

楽観度を測れるテストがある（表５－１）。３つの問いに答えてみよう。楽観主義者であれば、きっと３つとも、“b”を選んでいるはずである。そうでなかった場合は、もう少し、楽観的に考えてもいいかもしれない。

表5－1　楽観度テスト（Seligman, 1990 を改変）

1．友だちに、腹を立てて嫌(いや)みなことを言ってしまった。
　a．その友だちが、いつも私にがみがみ言うためだ
　b．その友だちが、非常に機嫌が悪かったためだろう

2．あなたは、恋人の誕生日を忘れてしまった。
　a．私は、いつもよく忘れてしまう
　b．（何か他のことに）一生懸命になっていたので

3．私は、最近、少し疲れ気味のようだ。
　a．少しも休みがとれなかったので
　b．最近、とくに忙しかったので

3）自分に反論しよう「Disputing is the ace of Joe.」

そう言われても、「運が悪かった」などと、無責任には考えられない。どうしても、「自分がだめだった」などと考えてしまった場合には、まず、自分に反論してみることである。「そんなことはないよ！」と反論して、そして、どんな小さなことでも良かった点を探し出して、自分を少し褒めてみる。例えば、「あの問題はよくできたはずだ」とか「結構、彼女も、私のことを認めてくれていたじゃないか」などと。そうすると、それほど気分は落ち込まない。次はもっと頑張ってみようという勇気も少し出てくるだろう。

4）気晴らし

また、長く悩むのが問題なのだから、何か気晴らしを見つけて、やってみることである。先の、電気ショックをコントロールできないネズミでも、飼育室内で運動（ランニング）をさせてやると、胃潰瘍の発生が少ない、NK 細胞の活性低下が少ないなど、ストレスが減少する。また、別の研究では、ネズミにランニングさせると、ストレスによる海馬での神経細胞新生の減少（第３章第６節、参照）が食い止められると報告されている。運動などの気晴らしは、とてもよいことである。

① 完全主義はやめよう
何かに失敗したと感じたとき、我々は失敗の原因について考える。その場合には、
② 楽観主義的に考えよう
それでも「良くなかった」「うまくいかなかった」と考えてしまう場合には、
③ 自分に反論しよう（「そんなことないよ」）
④ 気晴らしをしよう（何か好きなことをしよう）

図5－1　ストレスへの対処法

第3節　大きな課題を前に悩むとき

これから行わなければならない課題のことを考えて、何度も悩むこともあるだろう。気晴らしも少し役立つが、これには、時間管理が最良の対処法である。この時間まではまだ大丈夫、あの時間まではまだ大丈夫と、そのことに圧倒されてしまわず、自分を見失うことなく、準備を一つずつ一つずつ、片づけていくようにする。

例えば、明日重大な試験があるような場合には、夕食まではまだ大丈夫と考えて、試験のことはいったん頭から忘れて、特定の部分の勉強をする。そして、また11時まではまだ大丈夫と考えて、試験のことはいったん忘れて、ある部分の勉強をする。朝になっても、試験会場に行くまでは大丈夫と思って、できるだけ普段通りの行動をとる。

しかし、もし、非常に強い悩み、ストレスを受けてしまい、本来の自分を見失い、冷静でいられなくなった場合には、自分のこころを取り戻すために、家族や友人、あるいは専門家に助けを求めることが大切である。

第４節　あなたのストレス対処法

表５－２の問いに答えてみよう。

表５－２　ストレス対処法のテスト
（神村・海老原・佐藤・戸ケ崎・坂野, 1995 を参考）

1．新しい問題に出合ったときには、チャレンジしてみようと努力している。

2．嫌なことは、極力、思い出したり考えたりしないようにしている。

3．友人と、会話や食事やカラオケを楽しむことができる。

4．悪いことばかりじゃない、これからは良いこともあるだろうと、ポジティブに考えるようにしている。

5．イライラしている場合には、運動したり、好きなことをして、忘れることができる。

6．何事についても、悪い面だけでなく、良いところを見つけ出すように努力している。

7．いろいろと情報を集めて、できるだけ対処しようと頑張っている。

8．失敗したと感じたときに、「運が悪かった。たまたま、うまくいかなかった」と、楽観的／気楽に考えられる。

9．嫌なことがあっても、楽しいこと（音楽を聞いたり、テレビやビデオを見るなど）をして、忘れることができる。

10．落ち込んでいるときにも、明るくふるまうように心がけている。

11．困ったことがあっても、相談できる人や、慰めてくれる人がいる。

12．「失敗した、自分がダメだった」と感じた場合にも、「そんなことないよ！」「いいところもあったよ」と、自分のことを励ましたり、ちょっと褒めたりできる。

これら12問のうち８項目以上当てはまれば、気晴らしをして、嫌なことを忘れたり、良かったことや自分の小さな長所も見逃さない、ストレス対処の免許皆伝。低得点の場合、ストレスに陥ったときの気晴らしが得意でない可能性があるので、自分にあった気晴らしを何か身につけることである。また、自分が悪い考えをしている、つまり「自分がダメだった」「能力がなかった」などと考えた場合には、まず自分に反論してみる。「そんなことないよ！」と自分に反論して、どこかよかった点を小さなものでもいいから見つけて、自分のことをちょっと褒めてみよう。それができれば、極端に落ち込むことだけは避けられる。

ストレスへのこうした対処法を身につけていくのも、人生というべきであろう。若い人で低得点の場合は、これから身につけていくべき課題だと思っていい。反対に、人生経験のある人で低得点だった場合は、重度の悲観主義か、あるいは、非常に悩ましい人生を送っているのかもしれない。しかし、たとえそうであったとしても、大切なのはこれからである。

第６章　付　　録

第１節　「こころ」に焦点を当てたストレス対処法

本書では、主に生理学的知見から、長く続くのが問題であるとして、ストレスへの対処法を考えてきた。もう一方で、「悩まなければよい」「緊張しなければよい」と述べたように、ストレスの最大のポイントは「こころ」である。そこで、「こころ」に焦点を当てたストレス対処法を３つ紹介する。

１）認知論的アプローチ

人間は、主体性（こころと言うことも可能）をもち、認知能力をもっている。したがって、ストレス刺激を単に受け身的に受けとって、その強さや大きさそのままに、ストレス反応が生じるわけでは決してない。ストレス刺激の受け止め方や気持ち、つまり、認知過程（関連性の評価、有害性の評価、対処可能性）によって、ストレスの強さや深刻さまでもがまったく違ってくる（ラザラス , 1999）。

関連性の評価：当たり前のことだが、そのストレス刺激が自分とかかわりのないものであれば、悩み、緊張する必要はない。したがって、どのような刺激であっても、自分とは関係がないと確認できればストレスとはならない。極端なことをいえば、間違って自分には関係ないと判断した場合でも、ストレスとはならないのである。

有害性の評価：ストレス刺激に出合ったとき、はじめはびっくりしてうろたえてしまったが、後でよくよく考えてみると、それほどでもなかった。経験者にたずねたら「たいしたことないよ」と言われた。こうした経験は、一度や二度はあるだろう。ストレス刺激を受けたときには、まずは慌てずに、自分にとってそれがどれほどのものであるか、いろいろな側面や角度から見直して冷静に検討してみるのは、有効なポイントである。そうすることで、ずいぶんと助かるケースもあるのではないだろうか。

また、合理的なものではないが、落ち込んでいる人を勇気づけてくれる言葉もたくさんある。例えば、「山よりでっかいシシは出ん」、ロシアのことわざの「疲れたら休め、彼らも遠くは行くまい」、一休禅師の「病(やまい)の時は、病(やまい)と共にあるがよい」などである。一休のこの言葉は、病気をあるがままに受け入れることを勧めている。そう考えれば、こころがくよくよ悩むのが少なくなるのではないだろうか。また、「病の時は」という言葉には、病気ではなくなる時がいつかやってくることを暗示している。これらはすべて、日常的な基準を捨てて、質の異なる基準からみると、「あなたはどうすることもできないと圧倒されているようですが、それほどでもないでしょう」と言ってくれているようである。

対処可能性：ストレス刺激に出合っても、対処（コーピング）が可能であるとわかれば悩むこともないし、ストレスになることもないだろう。失職しても、次なる職を見つけることが可能となれば、ストレスとはならないだろう。友人に就職先について何か情報をもらえるかもしれないとか、配偶者が「しばらくは私がパートをして頑張ってあげる」と言ってくれれば、ずいぶんと悩みは軽減するだろう。また、第4章で紹介したコントロールできるネズミのように、同じだけの電気ショックを受けても、対処可能であれば、ストレスはずいぶん小さくなる。

このような心理過程は必ず関与して、悩みや不安の強さ・長さ、そして、深刻さまでも大きく左右するのである。

2）マインドフルネス・ストレス低減法（MBSR）

ストレスに対する究極の対処法とは何だろうか。それは、仏教（禅宗）の悟りを得ることである。悟りとは、何物にも動じない、まったく清逸な心を持つことである。例えば、有名な禅宗の公案に、「仏(ほとけ)に逢(お)うては、仏

表６－１　MBSR のプログラム（Kabat-Zinn, 1990）

第１－２週	ボディー・スキャンを中心に
第３－４週	ボディー・スキャンとヨーガ瞑想法を１日おきに
第５－６週	静座瞑想法とヨーガ瞑想法を１日おきに
第７週	自由な組みあわせで行う総合トレーニング
第８週	あなた独自のプログラムづくり

を殺し、祖に逢うては、祖を殺し、羅漢に逢うては、羅漢を殺し、父母に逢うては、父母を殺し、親眷（親族）に逢うては、親眷を殺して、始めて解脱を得ん」（臨在録）がある。このように、悟りとは、強い、しかも何ものからも自由なこころを求める。これでは、本書の範囲を超えてしまうが、実は、仏教の悟りにヒントを得た心理療法がある。

マサチューセッツ大学医学部でストレス・クリニックが創設されたとき、マインドフルネス・ストレス低減法、MBSR（Mindfulness Based Stress Reduction）という心理療法が始められた（Kabat-Zinn, 1990）（表６－１）。それは、今日では、臨床の分野でよく知られたものとなっている。

その基本は、2600 年前のブッダの悟りにある。ブッダは、人生の苦悩から解放されるために、「今の瞬間の現実につねに気づきを向け、その現実をあるがままに知覚して、思考や感情にとらわれないでいる」こころのもち方や存在のありようを、「悟り」として体現したのである。このストレス低減法は、それを一般の人にも可能なプログラムとして実用化している（筆者としては、仏教の伝統を続けてきた我が国で、こうしたアプローチが生まれなかったのは残念である。いや、それよりも、アメリカだからこそ、プラクティカルな悟りが生み出されたのだろう）。

現在では、８週間のプログラムとして実施されている。例えば、この中のボディー・スキャンとは、自分の体を、静止した状態で直接的に感じ取ろうとする方法である。具体的には、あおむけになった状態で、つま先から頭のてっぺんまで、「自分が注意を集中している体の一部を感じている本当の感覚を感じとり、その場所に、あるいはその中に自分の意識をとどめるよう」指導する（座禅では、へその少し下の丹田（たんでん）に意識を集中させ、そこを感知しながら呼吸することを求める）。そうして、「それぞれの場所で数回呼吸し、次の場所に注意を移すときには、前のことは心から消し去る」ようにしていくという、自意識・自己感覚の訓練となっている。また、こうした瞑想を長年続けると、脳に変化が認められるという（図6－1、6－2）（脳の中で、その表面部分がもっとも重要な働きをしているので、わざわざ大脳皮質という。そこには神経細胞の細胞体、樹状突起、シナプスが集中的に存在する）。

3）首尾一貫性感覚（SOC）

研究者アントノフスキーは、人間の尊厳をすべて奪われ、いつガス室に送られるかもしれない、それ以上ない（精神に異常をきたさないわけがないと思われる）ほど過酷なナチスのユダヤ人収容所／ホロコーストからの生存者について調べた。そして、その中に精神的な健康を保って生活している人が、約30％もいることを見いだした（Antonovsky, 1987）。アントノフスキーはそれに驚き、彼らに共通している信念や行動特性について分析したのである。その結果、彼らのほとんどがユダヤ教の強い信仰を持ち、「このような試練は神が私（我々）にお与えになったものであり、挑戦しなければならないものである。だからこそ、それぞれの試練も何とか対処できているのだ」という守備一貫した信念と感覚を持っていた。表6－2は、それらから宗教的側面を取り除いた首尾一貫性感覚である。アントノフスキーは、このような感覚をもつことで、強いストレスにも打ち勝つことができると提案している。

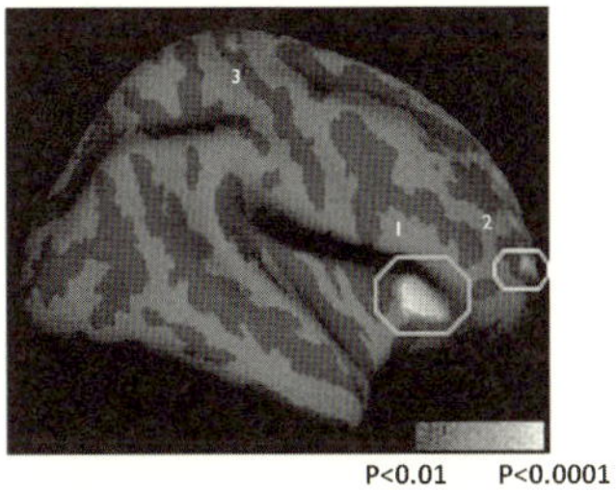

図６－１　大脳皮質
長年マインドフルネス瞑想をしてきたグループと、していないグループとの間で、大脳皮質の厚さに差が認められた３領域：１．島、２．前頭葉背内側部（額の左右の真ん中の奥に当たる大脳皮質）、３．体性感覚野の上部（ただし、合成図）。（Lazar, Kerr, Wasserman, et Al., 2005）

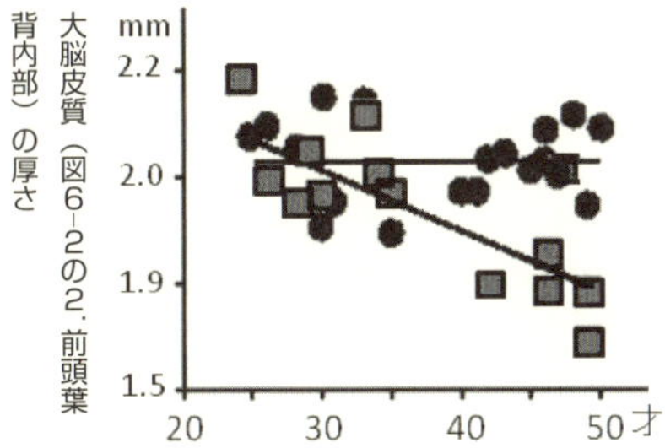

図６－２　大脳皮質の厚さ、散布図
瞑想を続けてきたグループの人（丸）では、年齢によって（人格の中枢の一部ともいわれる）前頭葉背内側部の皮質（図６－１の２）の厚さに変化がない。ところが、していないグループの人（四角）では、年齢とともにその皮質が薄くなっていた（おそらく樹状突起やシナプスが減少していると推定される）。（Lazar, Kerr, Wasserman, et Al., 2005）

表６－２　首尾一貫性感覚（SOC）（Antonovsky, 1987）

その人にしみわたった、ダイナミックではあるが持続する確信の感覚によって表現される世界〔生活世界〕規模の志向性のことである。それは、

第１に、自分の内外で生じる環境刺激は、秩序づけられた、予測と説明が可能なものであるという確信、

第２に、その刺激がもたらす要求に対応するための資源はいつでも得られるという確信、

第３に、そうした要求は挑戦であり、心身を投入してかかわるに値するという確信からなる。

第2節　母親・乳児へのストレス：脳（海馬）への悪影響

幼少時に虐待などの大きなストレスを経験すると、成長したときに、小さな刺激に対しても強いストレス反応を示すようになることがある（例えば、少年となったときに新奇な状況におかれた場合、唾液中のコルチゾール量が、そうでない者より増加した、など）。さらに、それらの幼少時の体験は、複数の精神疾患（うつ病、境界性人格障害、解離性同一性障害）の遠因となるといわれている。ここでは、ネズミの実験を２つ紹介する。いずれも、第３章第６節で取り上げた、海馬における神経細胞の新生に焦点を当てた研究である。

1）母親へ（胎生期）のストレス

妊娠中の母ネズミを、妊娠後期の７日間（ネズミの妊娠期間は 21 日間）、小さな明るい部屋（ネズミはもともと夜行性なので明るい所が嫌い）に、１日３回閉じこめた（45 分間×３回×７日間）。胎児が生まれた後は、授乳期間中、その母親に普通に育てさせ、妊娠中と同じように十分な餌を与え、この間には母親には特別なことは何もしなかった。

その後、生後 28 日目（幼児期）に、その仔ネズミの脳の神経細胞（海

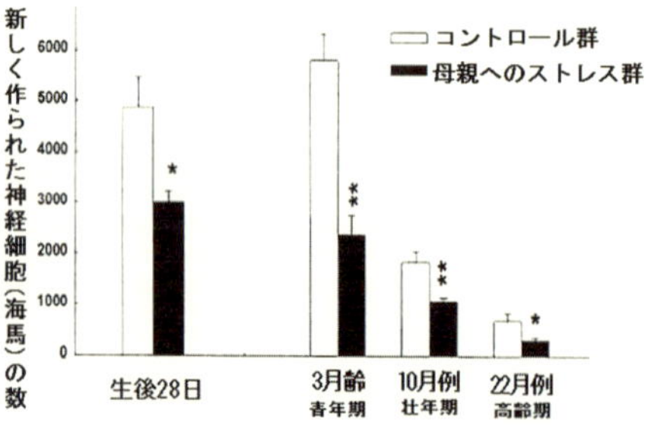

図６－３　胎生期のストレスと生後の神経細胞の新生
（Lemair, Koehl, Moal, & Abrous., 2001 を改変）

馬歯状回の新しく作られた顆粒細胞）の数を調べたところ、妊娠中の母親に何もしなかった仔ネズミ（コントロール群）に比べて、毎日閉じ込められた母親から生まれた仔ネズミ（母親へのストレス群）では、新しく作られた神経細胞の数が40％も少なくなっていた（図６－３）。さらに、年齢とともに作られる神経細胞の数は減少するものの、この影響は一生にわたって残り、３ヵ月（青年期）、10ヵ月（壮年期）、22ヵ月（ネズミの寿命は長生きして２年なのでかなりの高齢ネズミ）でも、母親へのストレス群のほうが、新生細胞の数が少なかった。

海馬は、記憶や学習に重要な働きをしているので、その能力にも問題が起きていると考えられる。そこで、そのネズミに難しい学習課題（図６－４モリス型水迷路）をさせてみると、予測通り、コントロール群よりもかなり劣っていた。コントロール群は、最初の日（１日４試行）には約60秒かかっていたのが、次第に台のある場所を憶えて、５日目には10秒ほどで台にたどり着けるようになった。しかし、母親へのストレス群では、５日経過しても30秒近くかかり、なかなかできなかった（図６－５）。

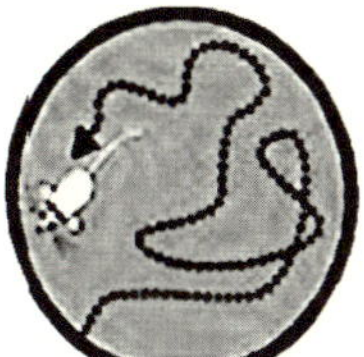

図６－４　モリス型水迷路
プールには、上からは見えない台を水面下に１つ置いてある。プールに入れられたネズミ（ネズミは水が嫌い）は、あちこち泳ぎ回るうちにその台をみつけて上に乗り、水から逃れることができる。（Van Praag, Chistie, Sejnowski & Gage., 1999）

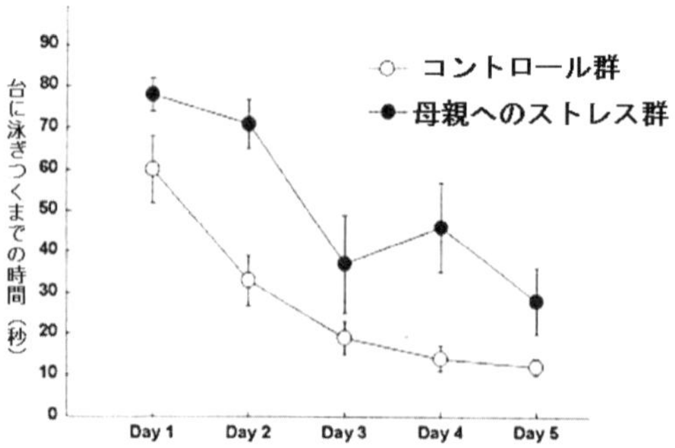

図6－5　（モリス型）水迷路の成績
何度もこのプールに入れられると、ネズミはやがて台のある場所を記憶して、すばやく泳いで行けるようになる（コントロール群）。ところが、妊娠中にストレスを受けた母親ネズミから生まれたネズミ（母親へのストレス群）は、なかなか憶えられない。(Lemair, Koehl, Moal, & Abrous., 2001 を改変)

サル（霊長類）の研究でも、妊娠中にストレスを受けた母ザルから生まれた小ザルには、少年期において、ストレスに対する過敏な反応や、社会的行動（接近、接触）の減少などが観察されている。

2）乳児期のストレス

仔ネズミを、生後1日目から14日目まで（ネズミの授乳期間は21日間）、1日180分間、母親と他の兄弟ネズミから隔離して過ごさせた（HMS180）。その仔ネズミがほぼ成体になった頃（生後60日から70日）、新生細胞だけを染めることができるBrdU抗体を注射して、その2時間後、1週間後に海馬で新しく作られた神経細胞の数を計測した（図6－6）。その結果、HMS180のネズミでは、2時間後、1週間後ともに、AFR（母親や兄弟から離されることなく通常の保育で育った）や、HMS15（1日15分間だけ母親ネズミから離された）のネズミに比較して、新生細胞の数が少なかった。このように、乳児期に母ネズミから離されておかれた体験が、大人

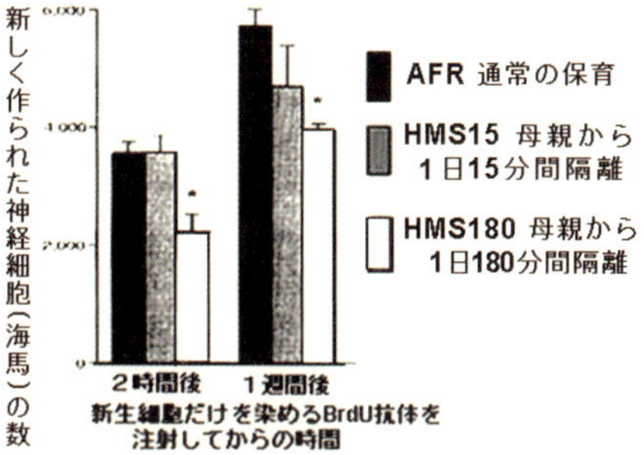

図6－6　授乳期のストレスと新生細胞
(Mirescu, Peters, & Gould., 2004 を改変)

になったときの脳にまで影響することが示されている。また、この実験では直接はわからないが、前の実験のように、記憶能力も下がっていると考えられる。

人においても、幼少期の子供を母親から離して入院させると、最初の数日は母親を探し回って泣き叫ぶが、やがてその子どもは深く長い悲嘆にくれてしまう。さらに、それが数週間も続くと、完全な不信に陥る。例えば、母親が見舞に来ても、反対のほうを向いて見ないようにしたり、無視したりする。それはあたかも、また母親に逃げられ、裏切られるくらいなら、母親を受入れないほうがましだ、とでもいうようである。そして、成人してからも、夜を極端に恐れたり（夜恐症）、強い不安を示すようになることがある。人の場合も、幼少期の子供を数週間以上母親から離すのは、可能な限り避けるべきである。

第3節　記憶は休んでいる間に作られる

運動やトレーニングによって、筋肉が太く強くなることはよく知られている。実は、脳もまったく同じで、使えば使うほど鍛えられる。というのは、どちらも遺伝子の働きが肝要だからである（遺伝子発現）。

1）筋肉の増強

筋肉の力を生み出す元となっているのは、アクチンとミオシンという２種のタンパク質である（図６‐７）。このアクチンとミオシンを作り出すプロセスが実行されて、筋肉が太くなっていく（図６－８）。

まず、運動やトレーニングによる刺激によって、筋細胞の中の特定のタンパク質が活性化される。すると、その指令が別のタンパク質などによってリレーされて（信号伝達系）、転写開始の命令が核の中にまで伝えられる。それによって、アクチン、ミオシンの遺伝子（DNA）がmRNA（メッセンジャー・アール・エヌ・エイ）にコピー（転写）されて、その遺伝情報が核の外に持ち出される。そのmRNAの通りにアミノ酸を並べていって、アクチンとミオシンが作られる[註21]。このようにして、筋肉が太く強くなるのである[註22]。

2）賢い脳へ

脳の主役：脳の働きの主役は、一般的に神経細胞といわれる。神経細胞は、多数のシナプスを経由して、１つの神経細胞から次の神経細胞へ情報を送っている。そのようにして、複雑な神経回路（神経細胞のネットワーク）を構成している。そのためむしろ、脳の主役は神経細胞そのものよりも、この神経細胞間のネットワークである。

シナプスの増強：シナプスは、何度も使われる（神経インパルスが、何度も繰り返し送られる：図６－９①）ことで増強される。つまり、その神経インパルスによって、多くの伝達物質が放出されて受容体[註23]に取りつく（同図②）。その結果、その下にあるタンパク質が活性化され、それが核の中の遺伝子（DNA）まで転写開始の命令を伝える（同図②③）。そうすると、遺伝子の必要な部分がmRNAにコピーされて、核の外に持ち出される。そこで、そのmRNAにしたがって、シナプスを増強するためのタンパク質が作られる（同図④）。そのようにして、自分自身を増強して、

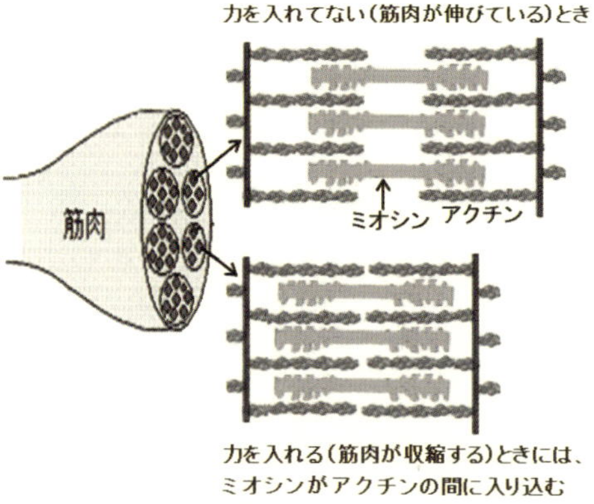

図6－7　筋肉：アクチンとミオシン

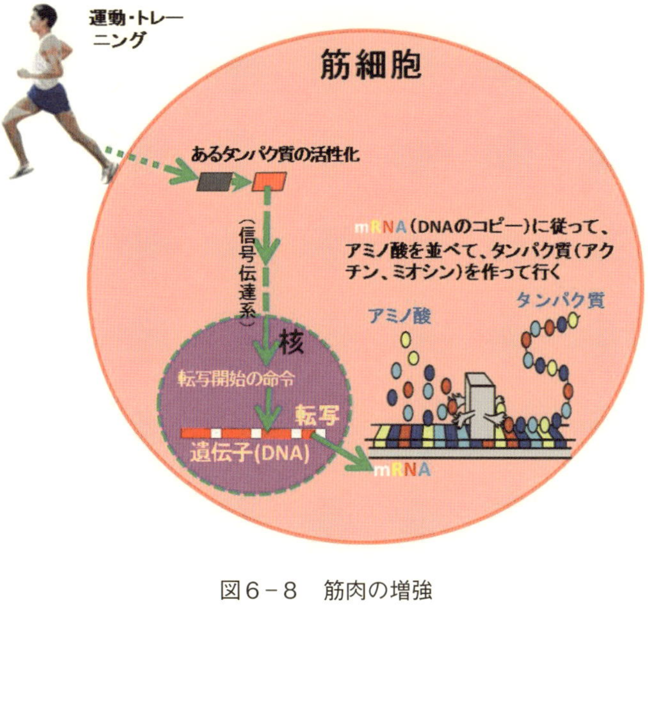

図6－8　筋肉の増強

そのシナプスが伝えている情報が記憶（固定）される。この場合も、先に述べた筋肉の場合と、本質的には全く同じプロセスである。

具体的にどのような変化が起こるかというと、増強前（同図⑤）と増強後（同図⑥）のシナプスを比べてみると、主に、シナプスの後ろ側を支えているタンパク質（実はここで使われているのも、筋肉のところで出てきたアクチンである）と、受容体（受容体も１つあるいは数個のタンパク質からできている）を作り出す。そのアクチンによってその部分を広げてもらうことで、新たに作られた受容体は有効に働ける位置に配置される。

シナプスの新生：さらに、何度も使われることによって、（同じく遺伝子発現によって）、新しいシナプスがつくられる。繰り返し何度も伝達物質を受け取ると、今度は別の種類のタンパク質が活性化されて、核の中まで命令を届ける。その結果、BDNF（脳由来神経成長因子というタンパク質）の遺伝子（DNA）がmRNAにコピーして持ち出される。さらに、そのmRNAにしたがってアミノ酸が並べられて、BDNFが作られる（図6－10⑦）。その次には、そのBDNFが、その細胞の外側に分泌されて、伝達物質を放出してきた神経細胞のほうにあるTrkB受容体に取りつく。そうすると、この神経細胞でも遺伝子発現が生じて、枝を伸ばすのに必要な多種のタンパク質が作られる。そして、それらのタンパク質によって、枝が伸びて、やがて新しいシナプスが作られる（同図⑧）。

このように、新しいシナプスが作られるには、遺伝子（DNA＝タンパク質の設計図）に基づいて、多種類のタンパク質が勉強の後の睡眠中などに、数時間から数日かけて作られることが必要である[註24]。

海馬の神経細胞の新生：第３章で、海馬ではいつも新しく神経細胞が作られると述べた。実際、それらの細胞は単に新しく作られるというだけではなく、１週間以上かけて既存の神経回路の中に組み入れられていく。図６－11のように、新しく作られた神経細胞は、既存の神経細胞からの情報を受け取るためのアンテナ（樹状突起）を数日かけて伸ばしていく。さ

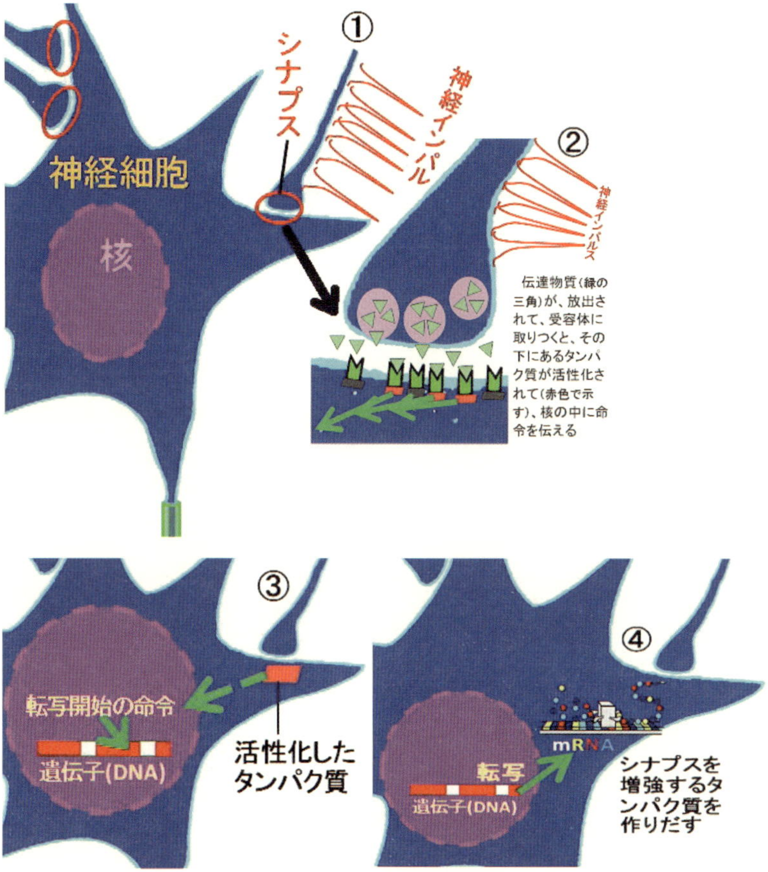

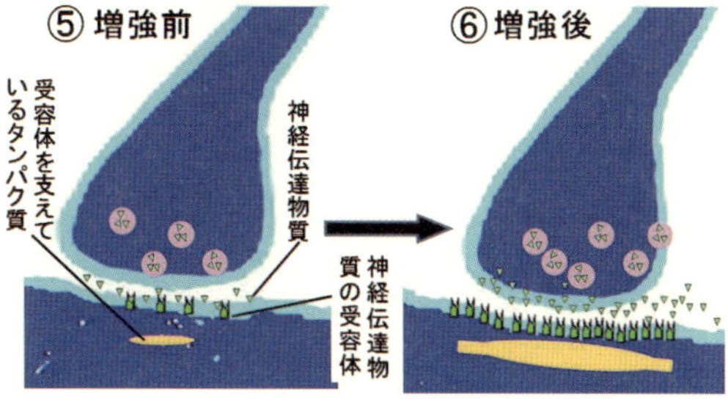

図6－9　神経細胞における遺伝子発現
②、⑤、⑥はシナプスの部分だけを拡大している

らに、図6－12のように、ケーブル（mossy fiber）を伸ばして他の部位（CA3）にまで情報を送るようになる。このようにして新しく作られた海馬の神経回路が、新しい記憶の形成を担っていると考えられる。

以上のように、脳の神経細胞は、記憶の固定に必要なタンパク質を作ってシナプスを強化する。さらに、新しいシナプスも作りだす（シナプスがたくさんあって、高度な神経回路を作り上げた脳ほど、賢い脳になっていく）。さらには、海馬において新しい神経細胞の回路が作られる。こうした作業はすべてタンパク質を作ることによっているが、それには、数時間から数日、あるいは数週間の時間がかかるので、そうした活動は主に脳の休憩中、とくに睡眠中になされる。そのため、筋肉を強くするのに睡眠が必要なように、知的能力（脳力）を高めるためにも、休むこと、眠ることが肝要である。

第4節　ストレスはいつから始まったのか

第２章で述べたように、強者である肉食獣は、体を張った狩りによって食物を得、反対に、その捕食相手となる弱い動物は、捕食者に襲われたとき、全力で逃げることで捕食を免れる。生物の歴史の中で、ストレスシステムは、互いに相反する両者の生命の存続を可能にした必須の仕組みであった。もしそのようなストレス反応がなければ、被捕食者の種はおそらく絶滅していたであろう。仮にそうなれば、その結果として、捕食者も死に絶えてしまったことであろう。では、進化の中でどのような動物からストレスが始まったのだろうか？

1）ストレスの状況判断性

ここでいうストレスとは、本書で述べてきたように、「緊急事態であるとの認識」から始まる。つまり、「今は命に関わる重大な局面である」と

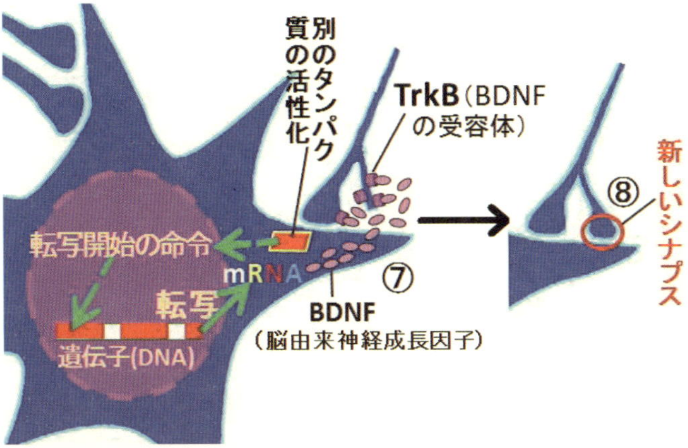

図６－10　BDNF によって作られた新しいシナプス

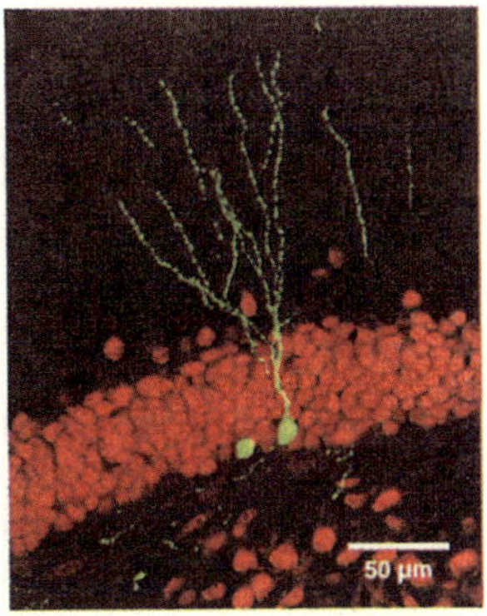

図６－11　海馬の神経細胞の成長
海馬の新しく作られた神経細胞（緑色に染まっている細胞）は、樹状突起（赤く染まっている顆粒細胞層の上まで伸びている細い緑色の部分）を伸ばして、他の神経細胞と神経回路を作っていく。（Van Praag, Schinder, Christie, Toni, Palmer & Gage, 2002）

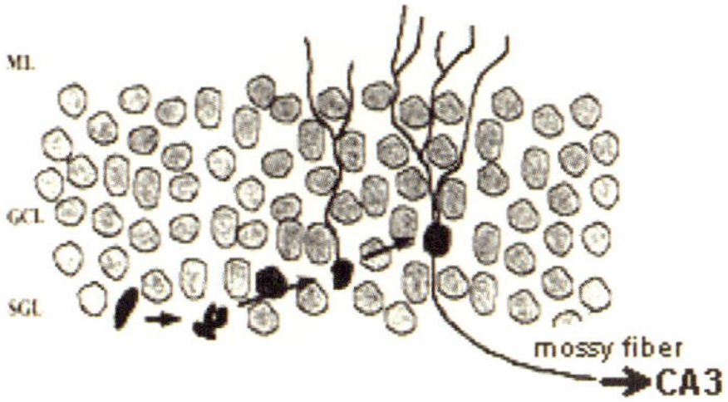

図６－12　新生神経細胞の成長過程（１～３週間後）
新生神経細胞の成長過程を示した模式図。黒く描かれているのが新生細胞、数多く描かれている灰色の丸が、図６－11で赤く染まっている顆粒細胞である。この場合にも、BDNF がキィとなる働きをしている。（中川伸、久住一郎、小山司，2002を改変）

表6－3　ストレスとならない痛み刺激

ほとんどの動物に共通
ナワバリやメスを獲得する闘争で勝利した場合
出産に伴う痛みなど
おそらくヒトに特有
（当人が十分納得していれば）手術など治療に伴うもの
コンタクトスポーツ（ボクシング、レスリング、ラグビー、アメリカンフットボールなど）で勝利した場合

の認識に基づいて、特別のモードに入るのが、ストレスであると定義してきた。その中で、状況判断など一見必要でないような痛みをもたらす侵害刺激もストレス刺激になると述べた。しかし考えてみると、強い痛みをもたらすものであっても、表6－3のようにストレス刺激とならない場合も多くある。これらの痛み経験は、同様な痛みを経験しても、その状況によってストレスとなったりならなかったりすることを示している。しかも、その最中（闘争中、試合中など）には、ストレス反応が引き出され、大活躍をしているはずである（そうでなければ勝利などおぼつかないことであろう）。しかし、たとえ痛みが続いていたとしても、それが終われば、つまり、緊急事態とか必死で頑張らなければならないとの認識がなくなって休息状態に入れば、普通、そのストレス反応もすみやかに終息していくものである。

2）ストレスの予期性

また、相手が逃げ出してから戦闘体制に入る、あるいは、敵が襲ってきてから戦闘体制に入るのでは、遅きに失することであろう。それよりも、第2章第3節で述べたように、敵よりも先回りして予期的に戦闘体制に入ることが有効である。そのためには、「今は緊急事態である」と認識できることが是非必要である。ただし、進化の最初の段階としては、認識はまだ未発達であったとしても、最低限の状況判断に基づいて、戦闘体制を発動するという形から始まったのであろう[註25]。

3）魚類のストレス反応

魚類の生活には３種類のモードがあると考えられる。

1．群行動や、雌雄が協調した配偶行動など、良好な関係に基づく親愛モード

2．仔稚魚期の共食い、捕食魚類による捕食などから逃げるための全力での水泳行動。反対に、肉食魚類であれば、被捕食者を捕獲するための攻撃的行動。また、ナワバリ争い、産卵雌をめぐる雄同士の争い、保育中の卵や稚魚をねらう捕食者への防御的な攻撃行動、などのストレスモード

3．1でも2でもない通常モード

捕食者と被捕食者のストレス反応：すでに述べたように、動物を補食して生きていく場合、被捕食者を見つけた時点で即、戦闘体制に入るのがもっとも有効と考えられる。それまでは通常モードで行動していたものが、瞬時にモードの切り替えを行えれば行えるほど、つまり、獲物となるものがこちらに気づく前に、あるいは気づかれたとしても、獲物よりもすばやくできることが有利である。このような攻撃的な捕食者としての生き方を最初に選んだのは、おそらく軟骨魚類（現在は、大型の肉食魚として生き残っているサメ類など）であろう（それより前の、板皮類にその原型を求めることも可能かもしれない）。

強力な顎やスピードの速い水泳能力の獲得などの身体の進化も、有利に働いたであろう。しかし、瞬時の戦闘モードへの切り替えも大変有利な武器となり、生存に大きく貢献したであろう。しかも、捕食者がこのような戦闘体制（＝ストレス反応）へのすばやい切り替えを獲得したとすれば、当然のこととして、被捕食魚も捕食魚を見つければ、できるだけ速やかに全力で逃げ出すこと（ストレス反応）が必要になったであろう。

ナワバリとストレス反応：魚類の中でもナワバリを持つ種では、ナワバリの中に入ってきた攻撃的な相手だけではなく、たまたま入ってきた相手に対しても緊急的に攻撃する。この場合、何も相手が攻撃的に襲ってきたわけではないが、相手がナワバリ内に入ってきたことを認識して、戦闘体制に入るのである。また、ナワバリを持つある種の魚類では、進入してきた個体の大きさによって、反応の仕方を変えるという判断をするものもいる。これらの行動は、それでもかなり定型的なものであり、認知的状況判断と言えるほどのものではないかもしれないが、少なくとも、認知的な判断（認識）の芽生えではあったであろう。ちなみに、入ってきた相手が成熟したメスであれば、攻撃とは正反対の行動をとることになる。

大脳と視床下部：以上では、サカナの生活から、ストレス反応が必要であったであろうと考察したわけである。実際問題として、魚類は、予期的な判断を可能とする大脳、および、視床下部（ししょうかぶ）（間脳の一部であり、大脳の指令を主たる臓器だけでなく身体の隅々にまで自動的に伝える。内分泌系と自律反応系の中枢である）をもっているので、十分に可能であったと推測される（図６－13、図６－14）。さらに、魚類は、視床下部—下垂体—副腎皮質系（一部、名称が異なる）をもっており、そこで働くほとんどのホルモンなども、哺乳類と共通のものである（会田, 2002）。そこで、最初にストレス反応を獲得していたのは、おそらく軟骨魚類であったであろう。そして、その時代（約４億年前）から、動物は、被捕食者と捕食者の相反する者の両方の生命を守り継いでいくために、ストレスシステムを発展させてきたのであろう。

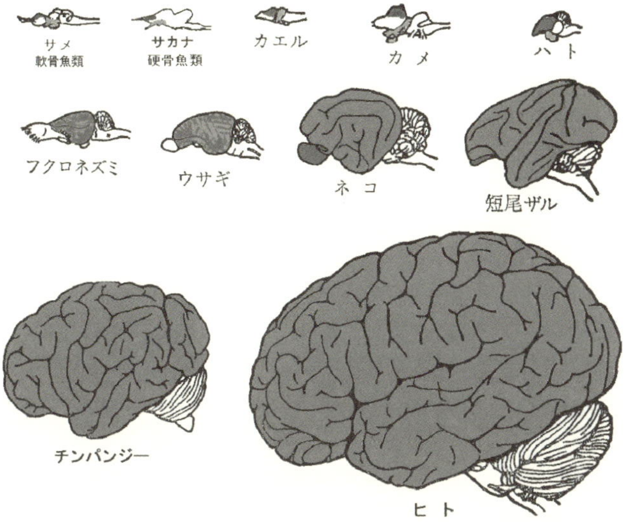

図6－13　魚類からヒトまでの脳
濃い灰色は大脳（大脳皮質）、サメからハトの薄い灰色の部分は大脳の指令を内分泌系と自律神経系に伝える視床下部（間脳）である（哺乳類の脳では、間脳は左右大半球の内側にあるため、外からは見えない）。（エクルズ，1977より改変）

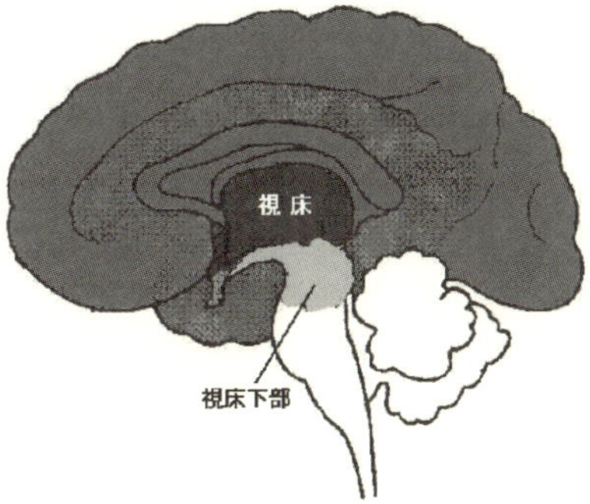

図6－14　ヒトの脳の内側面
濃い灰色の部分は、皮質を中心とした大脳である。間脳は視床（黒い部分）と視床下部（薄い灰色の部分）である。

註

註１．ここでは２つの点に注意が必要である。まだ実際には被害を受けておらず、それどころか、まだ脅威をもたらすかもしれないものを見たわけでもない。つまり、危機的な事態を予測して、予期的にストレスが始まっている点である。もう一つは、（この例では、自分が１人で住んでいて、人がたずねてくるはずのない夜中であるという）状況判断に基づいて、ストレス反応が始まっている点である（この点に関しては、第６章第４節で詳しく述べる）。

註２．脳は身体全体の約 1/40 の重さでありながら、常時、全血流の約 1/10 の血液が送られている。つまり、全体の約 1/10 の酸素と栄養を使っている。さらに、緊急時には、全血流の約 1/ ５強もの血液が、脳に送られる。その時には、全体の 1/ ５強もの酸素と栄養を使って,懸命に働くのである。そのために脳は、身体でもっとも血管の多い臓器の一つであり、血管障害（くも膜下出血や脳血栓など）がとくによく起こる。

註３．ストレスを感じると、大脳が視床下部に命令して、視床下部から CRH（副腎皮質刺激ホルモン放出ホルモン）が脳下垂体に向かって出され、それによって ACTH（副腎皮質刺激ホルモン）が血液中に放出される。そして、それが副腎皮質に届き、最終的にそこからコルチゾールが血液中に放出される。この視床下部－脳下垂体 - 副腎皮質（HPA）系が、ストレス反応のもっとも基本となるものである（本文の図を参照）。

註４．生理学者キャノンが、ストレスということが言われ出す数十年も前に、このような不安によって引き出される生理的反応の大部分は、適応的な、理にかなったものと考えて、それらをまとめて緊急反応と名付けた。

註５．顔や皮膚が、少しピンク色や赤みを帯びて見えるのは、血液中の赤血球の色を反映しているためである。

註６．アドレナリン（エピネフェリンとも呼ばれる）は、動脈を収縮させて出血を止める止血剤（商品名 : ボスミン）として、外科や歯科の手術で常用される。例えば、口の中をメスで切開すると、みるみる出血して口の中が真っ赤

に染まって見えなくなってしまう。その時、切開部にアドレナリンを塗布すると、ほとんど完璧に出血を止めることができる。

反対に、アドレナリンは、前節で述べた筋肉、心臓、脳では、その血管を拡張させるように作用する。

註7．エンドルフィンという名前そのものが、体内モルヒネという意味でつけられている。モルヒネは麻薬であるが、モルヒネの鎮痛作用は非常に強力で、今のところそれに勝る鎮痛薬はない。そこで、モルヒネは、欠くことのできない医薬品でもある（例えば、ターミナルケアなどにおいて）。

註8．動物が、進化の過程でこころや感情を持つようになったのは、身体全体を統一的に、種々のモード（例えば、戦闘モード、愛情モード、恋愛モード、休息モード、睡眠モードなど）に変化させるための仕組みとして、発達させてきたのかもしれない。言い換えると、こころや感情によって、脳のモードおよび、自律神経系、内分泌系、免疫系に指令して、身体全体の状態をすばやく変化させるためかもしれない。

註9．下のウサギの夢もトラの夢も、どちらの動物（種）にとっても、決して実現させてはならない夢である。なぜだろうか？（捕食者がいなくなった世界に関しては、Stolzenburg, 2008 を参照）

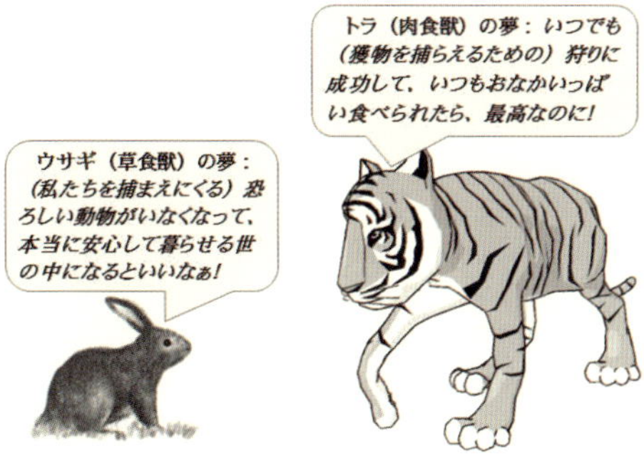

トラ（肉食獣）の夢：いつでも（獲物を捕らえるための）狩りに成功して、いつもおなかいっぱい食べられたら、最高なのに！
ウサギ（草食獣）の夢：（私たちを捕まえにくる）恐ろしい動物がいなくなって、本当に安心して暮らせる世の中になるといいなぁ！

註10. 捕食者と被捕食者とのこのようなバランスが、生き物の生命を何億年もの間つないできたのだとすれば、それは進化論では説明できないことになる。そうであれば、創造科学の主張のように、「そのバランス／生命は、何か超

越した者（神）によって維持されているのだ」、としか考えられないだろうか。この答えは、後述の註21、22あたりにあるように筆者には思われる。

註11. このように、我が身を救い、獲物の獲得を可能にしてくれるストレス反応には、命がかかっている。したがって、その目的のためにとんでもない無理をしたり、大きなコストをかけるのも、ある意味当然のことである。

ストレス反応の特質――無理は承知のストレス反応――

1）瞬時に発揮しなければならない。遅れれば、命にかかわる。
2）それも、即座に最高レベルにまでもっていかないといけない。
　何しろ、命がかかっているので。
3）いつ必要になるのか、前もってわからない。そのために、
　いつもスタン・バイさせておく必要がある。

註12. 野生の状態でのストレス反応（戦闘体制）が続くのは、数分から数十分くらいのもので、通常はそれくらいで決着がついてしまうことだろう。もし、そんな無理な状態を数時間以上も続けたとなれば疲労困憊して、たとえその場の命は助かっても、心身に深刻な影響が残るのは当然のことかもしれない。

註13. 大脳の下のほうには、脳幹と呼ばれる大変重要な部分がある。脳幹には、生命の維持を担っている中枢（呼吸中枢など）が複数ある。この部分がまったく機能しなくなった状態が脳死である。また、くも膜下出血は、大脳の上部で起こるよりも、脳底部の血管の動脈瘤が破裂して起こる場合のほうが多い。その場合には、生命維持の中枢を直接襲ってくることになる。

註14. 現在では、円形脱毛症は、一定の遺伝的背景のもとに何らかの環境因子やストレス（ACTH、CRH、コルチゾールなど）が関与して、毛包（もうほう）周辺の免疫環境に変化が起こり、最終的には自己免疫反応が誘発されたものと考えられている（伊藤, 2008）。

註15. 免疫力も確かにストレスが始まった直後（30分～1時間）には上がるが、すぐに低下し、ストレスが続く限りずっと低下していく。第2章で述べたように、ストレスで始まる生理的な反応のほとんどすべては、意味のあるものであった。しかし、ご主人様が大変なときに免疫力が下がるのは、考えてみると、合理的でないように思われる。しかし、例えば、副腎皮質ホルモンで

あるコルチゾールは、強力に免疫細胞の活動を抑制する。また、視床下部から放出されるCRHは、交感神経系に作用して免疫器官を抑制する（胸腺、脾臓の退縮）。このように、ストレス系は積極的に免疫作用を抑制している。

a．動物（ヒトを含む哺乳類）は膨大な種類のタンパク質によって生命が維持されている。それなのに、同種のタンパク質であっても、自分自身のものでなければ、それを攻撃し排除するのが免疫の仕事である。そのため、間違って自分自身のタンパク質を攻撃してしまう場合がある（例えば、アレルギー反応や、リウマチなど）。したがって、健常な状態では免疫を働かせるが、身体が緊急事態にあるときは、免疫活動を抑制しているのかもしれない。

b．また免疫活動には、たくさんのアミノ酸を使って多種類のタンパク質を作ることが必要である。ストレス時には、そのための遺伝子発現を抑えて、ストレス系のほうの遺伝子発現を優先させているのかもしれない。

註16. ここで述べた海馬への悪影響も、なぜなのかよくわかっていない。重大な出来事が起こっているときに、記憶形成という重要な働きをしている海馬の神経細胞の新生が抑制されるのは、何か間違っているとさえ思われる。しかし、それはとても苦しくつらい思い出となるであろう記憶を、できるだけ小さなものとして残すための自己防衛的な対応の可能性がある。しかしながら、臨床的にはPTSDの患者の場合には、原因となっている事件や体験を、執拗に思い出して苦しむケースがほとんどである。そのため、この問題については、もっと別の観点（例えば、まったく逆だが、ストレスは本当の学習のための必要用件であるなど）から検討する必要があろう。

註17. 無痛症という非常に珍しい患者をみると、物理的な侵害刺激そのものがストレスではないことがわかる。その人（人たちと言うほど多くはない）は、あらゆる刺激に対してまったく痛みを感じない。例えば、大きな外傷、重度のやけど、骨折、極端な関節の変形にもまったく痛みを感じない。そして、それがストレスとなることもない（残念ながら、無痛症の人は、痛みを感じないために侵害刺激を避けるように極力努力していても、感染症や骨折による傷害などのために、若くして死んでしまう人がほとんどである）。

註18. ただし、物理的な侵害刺激であっても、その直接の痛みだけが問題とな

るわけではない。痛みを抱えた場合には、必ずといっていいほど、「この痛みはいつまで続くのだろうか？」「もっとひどくなったらどうしよう」など、とても不安なものである。さらに、痛みが終わった後でも、「また、あのようなつらい目にあうかもしれない」と考えて悩むなどの心理面が、必然的に伴う。その証拠に、手術の後などでは、「この痛みは仕方がないことであって、今までの病気も数日すれば全部治るはずだ」と確信していれば、大きなストレスとはならない。

註 19. そんなことを言われても、十分に休むことなどできない、過重な仕事をせざるを得ないという人もいるだろう。そういうときには、緊張の持続を少しでも減らせるように、下の表のようにしよう。

まず、緊張するものを、自分の頭からできるだけ遠ざけることである。例えば、会社のことを思い出させるものを見えないようにする。さらには、自分の脳の思い出す機能も封印してしまおう。この表の中でも、①～④は一般的なものだが、⑤、⑥、⑦は秘訣と言ってもいいだろう。しかし、どうしても譲れないのは、やはり、⑧である。

「そんなことを言われても加重な仕事をせざるを得ない！」
対処法

① **会社を出たら、仕事のことを忘れる**（できれば、ボーっとした状態で歩く、電車に乗る）（頭のクールダウン、読むのであれば、ソフトなものを選ぶ）.

② **家に帰れば、一時たりとも会社のことを思い出さない**（鞄やスーツなどは、自分から見えない所に置く）.

③ **ご飯**（栄養には配慮）**を食べて**（お酒を飲んで）、**深く寝る**（夜遅くの帰宅であれば、部屋をあまり明るくしない）（睡眠は最高の解消法）.

④ **好きなテレビなど**（スポーツ、ドラマ）**をみる**（その元気もないのは、重症化の始まり）.

⑤ **好きなことには予定を立てて考えて、負担になるものは、できるだけその予定について考えない.**

⑥ **非常に忙しい状況でも、ごく短くても休憩は取りましょう**（ミスを防ぐ効果もあり）.

⑦ **悪いことは、できるだけはやく終える**（たとえば、ミスや失敗した場合には、出来るだけはやく、上司に報告するようにしましょう－これはかえって、上司からの信頼につながります－）.

⑧ **「*人は短い期間であれば、無理がきくが、長くは絶対だめ*」、絶対に週に1日は休むこと**（特に、子育て中の方には、奥さまをサポートしないと、熟年離婚が待っています）.

（厚生労働省のホームページより、ただし、追加改訂）

註 20. 一晩の睡眠の中に、90 分くらい、REM（Rapid Eye Movement）睡眠と呼ばれる特殊な睡眠の時期がある。その間に海馬の中で記憶が形成されていることを示す研究が最近になって報告されている。

註 21. このように、肉／タンパク質を食べたからといって、そのまま自分の筋肉／タンパク質となるわけではない。原則的に、食べたタンパク質は一度アミノ酸にまで分解されて、図にあるように、自身の遺伝子（DNA ＝タンパク質の設計図）に従ってそれらのアミノ酸を並べていき、自分自身専用のタンパク質が作られるのである。

註 22. ここで述べている遺伝子発現（自身の遺伝子に基づいてアミノ酸を並べていき、タンパク質を作り出すこと）は、なにも特別なことではない。つまり、遺伝子（DNA）はすべて例外なくタンパク質の設計図であり、我々はそれに基づいて自身専用のタンパク質を作り、身体を形成し自身の生命を維持している。ウイルス（ウイルスは、自分の遺伝子を寄生している細胞の中に送り込んで、その細胞に自分のタンパク質を作ってもらう）であっても、我々真核生物、多細胞生物、脊椎動物、哺乳類、ヒトであっても、すべて遺伝子発現によってタンパク質を作り、その生命活動を形成しているのである。つまり、我々は今も（生きている限りは)、ほとんどの細胞の中で、多種類の遺伝子発現を行っている／自分自身のタンパク質を合成しているのである。また、遺伝そのものも、受精卵を残すだけで、遺伝が成立するわけではない。その受精卵が持つ遺伝子が発現して多種類のタンパク質を作り出し、細胞分裂を繰り返して成長することで新しい個体ができあがり、初めて遺伝が完成する。

註 23. 受容体にはイオンチャンネル型と代謝型とがあるが、ここでは（記憶の形成に主に関与しているのはこちらなので）代謝型受容体だけを述べる。

註 24. ここでの遺伝子発現は、最大限単純化してある。詳細は、「分子（細胞）生物学の教科書」「井ノ口馨、脳と記憶（淺島誠、岡本仁、井ノ口馨、坂井克之、石浦章一著、脳神経生物学、岩波書店、2009, pp69-108)」「細胞工学 , 2011, 30 巻 5 号、特集:記憶を分子･細胞の言葉で理解する」などをお読みいただきたい。

註 25. 現在の脳科学では、例えば、大脳は入力情報のごく初期の処理段階で「予期」方略を使っていると推定されている（例えば、投石 , 2006)。

文　献

会田勝美編（2002）魚類生理学の基礎　恒星社厚生閣

Antonovsky, A.（1987）Unraveling the mystery of health: How people manage stress and stay well. Jossey-Bass Publishers.（健康の謎を解く：ストレス対処と健康保持のメカニズム . 山崎喜比古 , 吉井清子監訳　株式会社有信堂高文社 2001）

Bears, F.B. Conners, B.W. Paradiso, M.A.（2007）Neuroscience: Exploring the Brain.（ベアー、コノーズ、パラヂーノ 神経科学　脳の探求 . 加藤宏司 , 後藤薫 , 藤井聡 , 山崎良彦訳　西村書店 2009）

Bremner, J.D.（2002）Neuroimaging of childhood trauma. Seminors in Clinical Neuropsychiatry, 7: 104-12.

Bremner, J.D. Vythilingam, M. Vermetten, M. Southwick, M.S. McGlashan, T. Nazeer, M. Khan, S. Vaccarino, L. Soufer, R. Garg, P.K. Ng, C.H. Staib, L. Duncan, J.S. Charney, D.S.（2002）MRl and PET study of deficits in hippocampal structure and function in women with childhood sexual abuse and postraumatic stress disorder. American Journal of Psychiatry, 160: 924-32.

Cherkas, L.F. Aviv, A. Valdes, A.M. Hunkin, J.L. Gardner, J.P. Surdulescu, G.L. Kimura, M. Spector, D.F.（2006）The effects of social status on biological aging as measured by white-blood-cell telomere length. Aging Cell, 5: 361-65.

Eccles, J.C.（1973）The understanding of the brain.（脳―その構造と働き―. 大村裕 , 小野武年訳　共立出版　1977）

Epel, E.S. Blackbun, E.H. Lin, J. Dhabhar, F.S. Adler, N.E. Morrow, J.D. Cawthon, R.M.（2004）Accelerated telomere shortening in response to life stress. Proceedings Natonal Academy of Sciences USA, 101: 17312-15.

Gould, E. Tanapat, P. McEwen, B.S. Fuchs, G.F.（1998）Proliferation of granule cell precursors in the dentategyrus monkeys is diminished by stress. Proceedings National Academy Sciences USA, 95: 3168-71.

原田一道（1990）ヒトとサルにみられるストレス潰瘍、イマーゴ（青土社）1: 6, 84-89.

Kabat-Zinn, J. (1990) Full catastrophe living : using the wisdom of your body and mind to face stress, pain, and illness. Delta.（マインドフルネス低減法 . 春木豊訳 北大路書房 2007）

神村栄一 , 海老原由香 , 佐藤健二 , 戸ケ崎泰子 , 坂野雄二（1995） 対処方略の三次元モデルと新しい尺度（TAC － 24）の作成 . 教育相談研究, 33: 41-47.

近藤克則（2005）健康格差社会—何が心と健康を蝕むのか— 医学書院

伊藤泰介（2008）円形脱毛症の発症機序 -- 病態の解明はどこまで進んだか（毛髪疾患の最前線 -- 最新の概念・病態・治療）. 医学のあゆみ , 224（4）: 259-263.

Lazar, S.W. Kerr C.E. Wasserman R.H. et Al（2005）Meditation experience is associated with increased cortical thickness. Neuroreport, 16: 1893-97.

Lazarus, R.S.（1999）Stress and emotion. Springer.（ストレスと情動の心理学 . 本明寛監訳 実務教育出版 2004）

Lemair, V. Koehl, M. Le MoaI, M. Abrous, D.N.（2001）Prenatal stress produces learning deficits associated with an inhibition of neurogenesis in the hippocampus. Proceedings National Academy Sciences USA, 97: 11032-37.

McEwen, B.S. Lasley, E.N.（2002）The end of stress as we know it. Joseph Henry Press.（ストレスに負けない脳－心と体を癒す仕組みを探る . 桜内篤子訳 早川書房 2004）

Mirescu, C. Peters, J.D. Gould, E.（2004）Early life experience alters response of adult neurogenesis to stress. Nature Neuroscience, 7: 841-46.

中川伸、久住一郎、小山司（2002）ストレス関連疾患と成体海馬におけるニューロン新生 . 精神科 , 1: 256 － 260.

投石保広（1971）有害事態における安全期間及び逃避・回避反応の生活体に及ぼす効果の検討 . 昭和 46 年度関西学院大学文学研究科修士論文 .

投石保広（2006）MMN（ERP のミスマッチネガティビティ）が教えてくれる大脳聴覚皮質の認知方略 . 認知神経科学 , 8: 169-176.

Sapolsky, R.M.（2005）The infuluence of social hierarchy on primate health. Science, 308: 648-52.

Seligman, M.E.P.（1990）Learned optimism. Arthur Pine Association Inc.（オプティミストはなぜ成功するか . 山村宣子訳 講談社文庫 1994）

Stolzenburg, W.(2008) Where the wild things were. Baror International, Inc.（捕食者なき世界 . 野中香方子訳　文藝春秋　2010）

田中正敏（1987）ストレス　その時脳は？　講談社

Tanapat, P. Hastings, N.B. Rydel, T.A. Galea, L.A.M. Gould, E.（2001）Exposure to fox odor inhibits cell proliferation in the hippocampus of adult rats via an adrenal hormone-dependent mechanism. The Journal of Comparative Neurology, 437: 496-504.

Van Praag, H. Christie, B.R. Sejnowski, T.J. Gage, F.H.（1999）Running enhances neurogenesis, learning, and long-term potentiation in mice. Proceedings National Academy Sciences USA, 96: 13427–31.

Van Praag, H. Schinder, A.F. Christie, B.R. Toni, W. Palmer, T.D. Gage, F.H.（2002）Functional neurogenesis in the adult hippocampus. Nature, 415: 1030-34.

あとがき

この本の基調となっている主張は、人間（あるいは高等動物）の生理学（生理活動）を知るには、行動科学が取り扱ってきた「こころ」がもっとも重要な要因であるということです。「こころ」に言及しないで、ストレスについて述べたとしても、最も大切な要因を無視した抽象的な理論、理解に過ぎないと思います。これからは、「こころ」を、出力である反応・活動を左右する変数／要因として位置づけたパラダイムが求められるでしょう。そのためには、実験動物（たとえば、ネズミ）に、フットショック（電撃）を、○日間にわたって、○○回与えたストレス、あるいは、○○時間拘束した強いストレスというだけではなくて、その動物が、その有害な刺激をどう受け取っていたか、どう感じ、どう対処していたかを、動物に聞いてみることが、正しい解釈、理論を作って行く道となるでしょう。当然、それらの動物にそのこころを教えてもらうためには、行動科学的な実験、考え方、パラダイムが必要とされることでしょう。

この本の内容は、朝日大学教職課程センター研究報告、2010, 第18号に発表させていただいた原稿に、加筆、修正したものです。記して、感謝いたします。

投石　保広

【著者略歴】

投石　保広　なげいし　やすひろ

1970年　関西学院大学文学部心理学科卒業
1972年　関西学院大学文学研究科修士課程心理学専攻修了（文学修士）
1975年　関西学院大学文学研究科博士課程心理学専攻単位取得後退学
1975年　大阪大学人間科学部助手（行動生理学講座）
1991年　大阪大学人間科学部専任講師
1991年　学術博士（大阪大学）
1995年　朝日大学教職課程センター助教授
2002年　朝日大学教職課程センター教授
2010年　朝日大学定年退職
現　在　大阪人間科学大学、関西学院大学 非常勤講師

主著
「現代の心理学への招待」（ミネルヴァ書店　共同出筆）
「事象関連電位マニュアル」（篠原出版　共同出筆）
「新生理心理学第２巻」（北大路出版　共同出筆）
「新生理心理学第３巻」（北大路出版　共同出筆）

行動科学ブックレット９
休む　ストレスと対処法

2012年4月20日　第1版 第1刷
編　者　日本行動科学学会
著　者　投石保広
発行者　吉田三郎
発行所　（有）二瓶社
〒125-0054　東京都葛飾区高砂5-38-8 岩井ビル3F
TEL 03-5648-5377
FAX 03-5648-5376
郵便振替 00990-6-110314
印刷所　亜細亜印刷株式会社

万一、落丁乱丁のある場合は小社までご連絡下さい。
送料小社負担にてお取り替え致します。

Printed in Japan
ISBN 978-4-86108-060-9 C3011